만성질환자의 건강기능식품 섭취 안전 가이드

처방약 × 건강기능식품
상담 핸드북

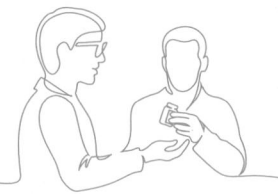

저자 주경미

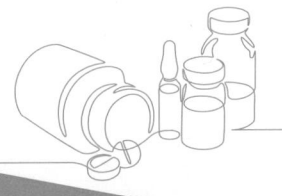

만성질환자의 건강기능식품 섭취 안전 가이드

처방약 × 건강기능식품
상담 핸드북

목차

프롤로그 06

용어정리 10

PART 1. 보충제(건강기능식품 포함) 상담의 새로운 패러다임 13

1. 보충제 시장의 현실과 환자 오남용 14
2. 상담의 5원칙 — 안전・근거・맞춤・지속・소통 18
3. 최신 임상근거로 본 보충제의 역할 22

PART 2. 5대 질환 X 건강기능식품 상담 가이드 29

1. 당뇨 환자 상담 30
2. 고혈압 환자 상담 35
3. 이상지질혈증 환자 상담 40
4. 골다공증・관절염 환자 상담 45
5. 정신건강 환자 상담 50

PART 3. 처방약 X 건강기능식품 상호작용 55

1. 병용상담의 원칙과 안전 프레임 56
   - 1.1 Polypharmacy vs Poly-supplement
   - 1.2 대사경로(CYP450, P-gp 등) 기반 접근
   - 1.3 병용 시 위험 신호 체크 리스트

2. 약물별 상호작용 대표 사례 60
   - 2.1 항응고제・항혈소판제
   - 2.2 항우울제・수면제
   - 2.3 당뇨병 약물
   - 2.4 고혈압・심혈관 약물

2.5 고지혈증 약물

2.6 소염진통제(NSAIDs)

3. 고령자 보충제 병용 시 주의 포인트 69

3.1 대사효소 저하, 약물 축적, 간·신장 부담

3.2 복용 순서·시간 관리 매뉴얼

3.3 고령자 보충제 병용 5원칙

3.4 고령자 모니터링 체크리스트

4. 처방약과 병용 금기·주의 성분 인덱스 74

4.1 상호작용 위험도별 색인표 (● 금기 / ● 주의 / ● 안전)

4.2 천연 프리패스 착시 (Natural Free-Pass Illusion)

PART 4. 환자 중심 건강기능식품 상담 전략 81

1. 환자 정보 체크 리스트 82
2. 맞춤형 제품 복합 설계와 상담 86
3. 상담 대화 공식과 시나리오 89
4. 섭취 순응도 향상을 위한 말의 기술 94

감사의 글 98

부록: 질환 X 건강기능식품 101

1. 질환별 병용 주의 Top 3 및 필수 질문 3Q 102
2. 질환별 상호작용 및 설명 지침 106
3. 〈처방약 × 건기식〉 병용상담 도구 115
4. 복합질환 상담 포인트 (사례) 118

프롤로그

왜 처방약X건기식 상담해야 하는가?

병원 진료실과 약국은 매일같이 환자들의 질문으로 가득 차 있습니다.

그 질문의 절반은 '약에 대한 불안'과 '보충제에 대한 기대' 사이에서 오갑니다.

"이 약이랑 비타민 같이 먹어도 되나요?"

"불면에 좋은 천연 멜라토닌을 약 대신 먹어도 되나요?"

"혈당약을 먹으면서 오메가3를 같이 먹어도 되나요?"

이 질문들은 단순한 호기심이 아니라 환자의 생존 전략입니다. 정보가 넘쳐나는 시대, 환자는 스스로 건강을 관리하려는 의지가 있지만, 그 선택은 종종 위험한 길로 이어집니다.

특히 한국은 세계에서 가장 빠르게 고령화되는 사회입니다. 다약제 복용 환자, 만성질환 환자가 늘어나면서 건기식 오남용은 단순한 생활 습관 문제가 아니라 의료 안전 문제로 부상하고 있습니다.

'Poly-supplement'와 '천연 프리패스 착시'
— 저자가 제안하는 새로운 개념

저는 오랜 상담 현장에서 두 가지 반복되는 문제를 포착했습니다.

첫째는 'Poly-supplement'입니다.

기존의 polypharmacy가 약물의 다중복용을 경고했다면, 이제는 보충제의 다중섭취까지 더해지고 있습니다. 서로 다른 보충제가 체내 흡수, 대사, 효능 단계에서 경쟁하거나 충돌하며, 그 결과 약물의 효과가 줄어들거나 예기치 못한 부작용이 발생합니다.

그럼에도 불구하고 임상에서는 이 문제를 명확히 개념화하지 못했습니다. 저는 이를 'Poly-supplement'로 정의하고, 다중 보충제 섭취의 안전성을 강조하고자 합니다.

둘째는 '천연 프리패스 착시(Natural Free-Pass Illusion)'입니다.

이 착시는 '천연이라면 안전하다'는 확신을 낳고, 검증되지 않은 성분을 무비판적으로 허용하게 만듭니다. 세인트존스워트, 카바, 발레리안 등은 '천연'의 이름으로 판매되지만 실제로는 약물 상호작용과 간독성, 신경계 부작용을 내포합니다. 천연이라는 안도감의 함정에 착시가 있음을 알립니다. 결국 보충제의 다중섭취(Poly-supplement)과 천연 프리패스 착시는 서로 맞물려, 환자를 위험의 경계 밖으로 밀어냅니다. 특히 고령자, 만성질환자, 정신건강 환자는 이중 위험에 놓일 수 있으며, 의료진 상담의 사각지대에 방치되고 있습니다.

환자와 전문가 사이의 간극을 줄이며

전문가 일부는 '근거가 부족하다'는 이유로 환자의 건기식 사용을 외면하고, 환자는 '천연이라 안전하다'는 믿음 속에서 스스로 섭취를 이어갑니다. 그 사이에서 처방약과 건기식의 상호작용, 부작용이 발생하고 이에 따른 비용 낭비는 환자가 떠안게 됩니다.

이 책은 바로 처방약을 복용하는 환자가 건강기능식품을 안전하게 섭취할 수 있도록 하기위해 도움을 드리고자 합니다.

단순히 '무엇을 먹을 것인가'의 문제가 아니라, '어떻게 상담하고, 어떻게 지켜낼 것인가'를 함께 확인할 수 있도록 정리했습니다. 최신 임상 근거와 상담 언어를 하나의 프레임 안에 담아, 의사와 약사, 그리고 건강기능식품 관계자가 환자의 건강을 지키는 든든한 다리가 되기를 바랍니다.

저자 주경미

용어 정의

Health Intake Adherence, HIA (건강섭취 순응도)

현대의 건강관리는 단순한 치료 복용의 시대를 넘어, 예방적 섭취의 시대에 진입하였다. 환자는 이제 의사의 처방약뿐 아니라 건강기능식품, 영양보충제, 기능성 식품을 함께 섭취하며 하루 단위가 아닌 '생애 주기 단위의 건강관리'를 실천하고 있다.

이때, 복용(administration)과 섭취(intake)를 구분해서 의약품은 복용으로, 건강기능식품은 섭취로 사용하지만 실제 임상과 상담 현장에서는 이 두 용어가 구분되지 않고 쓰이기도 한다.

Supplement Adherence (건강기능식품 순응도)

Adherence(순응도)는 원래 약물치료(Medication Adherence)에 한정된 개념이었으나, 최근에는 WHO, BMJ, Frontiers in Nutrition 등 주요 학술기관에서 영양보충제·건강식품 섭취 행태에도 확장 적용하는 추세이다.

이 책에서 말하는 순응도(adherence)는 이러한 국제적 확장 개념을 반영하여 약물 복용과 건강기능식품 섭취를 모두 포함하는 통합적 개념으로 사용하였다. 즉, 전문가의 지시에 따라 복약 및 섭취 행위를 얼마나 일관성 있게 지속하는가를 의미하며, 이를 '건강섭취순응도(Health Intake Adherence, HIA)'라고 정리하였다.

용어 비교 정리

구분	용어	영어 표기	정의
약물 행위	복용	Administration	의약품을 의료인의 처방에 따라 투여하는 행위
건강기능식품 행위	섭취	Intake	기능성 원료를 기준량에 맞게 섭취하는 행위
전통적 순응도 개념	복약 순응도	Medication Adherence	약물 복용의 일관성 및 지속성
확장된 순응도 개념	섭취 순응도	Supplemen Nutrient Adherence	건강기능식품 · 보충제 섭취의 지속성
통합 개념	건강섭취 순응도	Health Intake Adherence (HIA)	약물 복용과 보충제 섭취를 아우르는 통합 순응도 개념

PART I

보충제(건강기능식품 포함) 상담의 새로운 패러다임

PART I

보충제(건강기능식품 포함) 상담의 새로운 패러다임

1. 보충제 시장의 현실과 환자 오남용

1.1 시장의 폭발적 성장

건강기능식품(supplements) 시장은 전 세계적으로 지속적으로 성장하고 있다. 2023년 글로벌 보충제 시장 규모는 약 1,680억 달러로 추산되며, 연평균 성장률(CAGR)은 7~8%에 달한다 [Statista, 2024]. 한국 시장 역시 2022년 5조 원을 넘어섰고, 2030년에는 10조 원을 돌파할 것으로 전망된다. 이러한 성장 배경에는 고령화, 만성질환의 증가, 개인 맞춤형 건강 관리에 대한 관심이 자리한다.

그러나 시장의 성장은 곧 섭취의 다변화로 이어졌고, 이는 환자 안전관리의 새로운 변수로 등장했다. 소비자의 셀프 메디케이션(self-medication) 확산은 '보충제 다중 섭취(poly-supplement)'로 이어지고 있다. 이는 의약품 시장에서 흔히 지적되는 polypharmacy 문제와 본질적으로 유사하나, 관리와 규제의 사각지대에 있다는 점에서 더 위험하다고 볼 수 있다.

1.2 환자 오남용의 현실

여러 조사에 따르면, 한국 65세 이상 고령자의 60% 이상이 처방약 외에 보충제를 정기적으로 섭취하고 있으며, 이 중 40%는 3종 이상 보충제를 동시 섭취하는 것으로 보고되었다(HIRA, 2023). 그러나 환자의 보충제 섭취 정보는 의료 현장에서 체계적으로 수집되지 않는다.

2021년 여러 해외연구에서 보충제 사용사실을 의료진에게 알리지 않는 비율이 30-70%에 이르는 것으로 보고 된다. 국내외 조사에서 상당수 환자가 보충제 사용을 의사나 약사에게 보고하지 않는다는 점을 공통된 경향이다(Qato et al., JAMA Intern Med. 2016).

이로 인해 환자에게는 세 가지 문제가 발생할 수 있다.

① **예기치 못한 약물-보충제 상호작용**
  ⇨ 약효 증강 혹은 감소, 출혈·간손상 등 부작용으로 이어질 수 있음.

② **근거 없는 장기 복용으로 인한 경제적·신체적 부담**
  ⇨ 중복 성분 섭취, 영양 불균형, 간·신장 기능 부담 초래.

③ **전문가 개입의 부재로 인한 효과 불확실성**
  ⇨ 섭취 지속의 목적과 효과가 불분명한 상태로 유지됨.

실제 임상에서 보고된 대표적인 위험 사례는 다음과 같다.

- **항응고제(와파린, DOACs) + 오메가3 · 은행잎 · 마늘 추출물**
  ⇨ 항혈소판 · 항응고 효과가 중복되어 출혈 위험이 증가.

- **항우울제(SSRI) + 세인트존스워트(St. John's Wort)**
  ⇨ 세로토닌 대사 경로 중복으로 세로토닌 증후군 위험 증가.

- **항고혈압제(ARB · ACEI) + 고칼륨 함유 보충제(칼륨 · 마그네슘)**
  ⇨ 고칼륨혈증으로 부정맥, 저혈압 발생 가능성.

- **항당뇨제(메트포르민) + 고용량 비타민B3(니아신)**
  ⇨ 혈당 조절 악화, 간기능 부담 증가.

1.3 '천연 프리패스 착시'의 그림자

환자 오남용의 저변에는 이른바 '천연 프리패스 착시(Natural Free-Pass Illusion)'가 작동한다. 이는 자연 성분이니까 안전하다는 직관적 믿음으로, 약보다는 보충제가 덜 위험하다는 인지적 편향(cognitive bias) 이 그 중심에 있다.

'천연'이라는 단어는 본능적 신뢰를 자극하지만, 자연 유래 물질 또한 생리활성을 가진 화학물질이라는 사실이 종종 간과된다.

임상 보고로 확인된 '천연'의 대표적인 위험 사례는 다음과 같다.

- **간독성 (Hepatotoxicity)**
  녹차추출물(Green tea extract), 커큐민, 카바(kava) 등은 고용량 섭취 시 간손상을 유발할 수 있다【Navarro et al., Hepatology. 2017】.

☐ **심혈관계 부작용**

고함량 카페인, 시네프린(synephrine) 기반 다이어트 제품은 부정맥과 혈압 상승을 유발한다【FDA, 2019 Adverse Event Data】.

☐ **정신신경계 이상**

세인트존스워트(St. John's wort)는 세로토닌 재흡수 억제 작용으로 항우울제(SSRI) 병용 시 세로토닌 증후군 위험을 높인다.

☐ **출혈 위험**

은행잎(Ginkgo), 마늘 추출물(Garlic extract), 오메가-3 등은 항응고제 · 항혈소판제와 병용 시 출혈성 합병증을 초래할 수 있다.

미국 FDA와 미국 응급실 데이터 분석에 따르면 매년 수만 건의 보충제 관련 이상사례가 보고되며 이 중 상당수가 간독성 · 심혈관 · 정신신경계 부작용과 관련돼 있었다【Geller et al., N Engl J Med. 2015; Navarro et al., Hepatology. 2017】.

'천연'이라는 표식이 소비자에게 안전의 보증서가 아니라 경고 신호가 되어야 하는 이유다.

따라서 '천연 프리패스 착시'는 단순한 소비자 인식 문제가 아니라, 의료현장의 상담 프레임이 확장되어야 하며, 의사와 약사는 의약품의 안전성 관리를 넘어 '보충제의 안전성 해석자(safety interpreter)'로서 역할을 수행해야 한다. 이는 단순한 정보 제공이 아니라, 환자의 인지 편향을 교정하고 행동을 변화시키는 상담 기술이다.

1.4 왜 상담 패러다임의 전환이 필요한가?

이제 의사와 약사에게 보충제 상담은 필수적 업무가 되었다. 환자가 실제로 복용하는 모든 약의 정상적인 효과를 보장하기 위해서는, 병용 중인 보충제까지 포괄적으로 이해해야 한다. 그렇지 않다면, 이는 환자 안전을 위협하는 가장 큰 공백이 될 수 있다.

- 환자는 이미 섭취 중이다. 전문가가 묻지 않아도, TV · 유튜브 · SNS에서 얻은 정보로 스스로 선택해 섭취한다.

- 임상적 위험은 누적된다. 약물 상호작용, 간독성, 신경계 부작용은 시간이 지날수록 축적된다.

- 전문가의 침묵은 위험을 키운다. '근거가 부족하다'는 이유로 상담을 외면하면, 환자는 더욱 불완전한 정보에 의존하게 된다.

결국 전문가의 역할은 '보충제 섭취를 제한하는 사람'이 아니라, '섭취를 안전하게 설계하는 사람'이어야 한다. 따라서 지금 필요한 것은 상담 없는 선택에서 '근거 기반 상담'으로의 패러다임 전환이다.

2. 상담의 5원칙 – 안전·근거·맞춤·지속·소통

보충제 상담은 단순한 정보 제공이 아니라 환자의 안전과 신뢰를 설계하는 임상적 행위다.

그 중심에는 다섯 가지 원칙 – 안전성(Safety), 근거(Evidence), 맞춤(Personalization), 지속(Continuity), 소통(Communication) – 이 있다. 이 다섯가지 원칙은 환자 중심 보충제 상담의 임상 표준을 제시한다.

원칙 1: 안전성(Safety) – 부작용·상호작용의 현실

보충제 상담의 출발점은 '안전성'이다. 환자가 기대하는 효과보다 더 중요한 것은 위해를 피하는 것이다. 효과는 성공의 영역이지만, 안전은 책임의 영역이다.

- 미국 FDA의 데이터에 따르면, 매년 약 23,000건의 보충제 관련 응급실 내원 사례가 보고되며【Geller et al., N Engl J Med. 2015】, 주요 원인은 간독성·심혈관 부작용과·약물–보충제 상호작용이었음.

- 항응고제(와파린, DOACs) 복용 환자에서 은행잎(Ginkgo biloba), 오메가–3 병용 시 출혈 위험이 유의미하게 증가하며【Izzo et al., Br J Clin Pharmacol. 2020】, 항우울제(SSRI, SNRI)와 세인트존스워트 병용 시 세로토닌 증후군이 보고됨【Boyer & Shannon, N Engl J Med. 2005】.

상담 원칙 1은 '안전이 담보되지 않으면, 다른 원칙은 모두 무의미하다'는 점을 강조한다.

원칙 2: 근거(Evidence) – 최신 임상 논문과 가이드라인

보충제 상담의 설득력은 명확한 근거에서 나온다.

- 효과 있음: 멜라토닌은 수면장애에 대해 다수의 무작위대조시험(RCT)과 메타분석에서 효과가 입증됨【Ferracioli-Oda et al., Sleep Med Rev. 2013】.

- 논란 있음: 글루코사민, 콘드로이틴은 무릎관절염 환자에서 효과가 일관되지 않으며, 일부 연구에서는 위약과 차이가 없다는 결과도 있음【Roman-Blas et al., Arthritis Rheum. 2012】.

- 효과 없음: 특정 항산화 복합제 – 대규모 임상에서 유의미한 차이 미확인됨

상담 원칙 2는 상담자는 '무엇이 효과 있고, 무엇은 논란이 있으며, 무엇은 효과 없음이 확인되었는가'를 구분할 수 있어야 한다.

원칙 3: 맞춤(Personalization) – 연령·질환·약물에 따른 전략

같은 성분이라도 누가, 어떤 상황에서 섭취하느냐에 따라 효과와 위험은 달라진다. 상담자는 세 가지 변수를 고려해야 한다.

- 생리적 변수: 연령, 성별, 대사능력(CYP450 등)
- 질환 변수: 동반 질환, 장기 기능, 염증 상태
- 약물 변수: 병용 약제, 투여 시기, 흡수 영향

- 비타민 D는 골다공증 예방에 필수적이지만, 신장질환 환자에서 고칼슘혈증 위험이 있으므로 반드시 혈중 농도를 확인해야 함.

- 오메가-3는 심혈관질환 2차 예방에 유의미한 효과를 보였지만 【Bhatt et al., N Engl J Med. 2019】, 일반 건강인에서는 기대만큼의 예방효과가 입증되지 않음.

- 고령자는 약물 대사 효소(CYP450)의 기능 저하로 인해 보충제와 약물의 상호작용 위험이 더 큼.

상담 원칙 3은 '한 가지 보충제가 모든 환자에게 동일하게 좋다'는 접근은 위험하다. 상담은 반드시 개인화되어야 한다.

원칙 4: 지속(Continuity) – 섭취 순응도와 상담의 연결

보충제 상담은 일회성 권유가 아니라 지속적 모니터링이다.

- 다수 연구에서 보충제의 효과는 꾸준한 섭취에서 나타났으며, 불규칙 사용은 효과를 희석시킴.

- 반대로 장기 섭취는 부작용을 누적시킬 수도 있다. 예: 녹차추출물(EGCG)은 단기 섭취 시 항산화 효과가 있지만, 고용량 장기 섭취 시 간독성 위험이 증가함【Navarro et al., Hepatology. 2017】.

상담 원칙 4는 전문가의 역할은 '언제 시작하고, 언제 중단해야 하는가'를 제시하는 것이다. 이는 환자가 스스로 조절할 수 없는 영역이며, 전문가 상담의 가장 큰 가치다.

원칙 5: 소통(Communication) – 환자의 언어로 설명하기

보충제 상담에서 가장 간과되지만 가장 중요한 원칙은 소통이다.

- 환자는 'LDL 콜레스테롤'보다 '혈관이 막히는 기름기'라는 표현에 더

공감함.

- '세로토닌 증후군'이라는 의학적 용어 대신 '약과 보충제를 같이 먹으면 뇌에 신호가 과부하되어 위험해질 수 있다'라고 풀어주는 것이 환자의 이해를 도울 수 있음.

연구에 따르면, 환자-전문가 간 신뢰를 높이는 가장 큰 요소는 복잡한 정보가 아니라 쉽고 명확한 설명이었다[Street et al., Patient Educ Couns. 2009].

상담 원칙 5는 '정보의 양이 아니라, 전달의 질'이다.

이상의 상담 원칙 다섯가지는 이후 각론(질환별 상담 가이드)의 모든 장에서 반복적으로 적용된다. 즉, 각 질환군별 세부 전략은 다르더라도, 근본 철학은 동일하다.

3. 최신 임상근거로 본 보충제의 역할

3.1 근거 기반 보충제: 임상시험과 메타분석의 흐름

보충제는 오랫동안 과학적 근거가 부족하다는 비판을 받아왔으나, 최근 10년간 무작위대조시험(RCT)과 메타분석이 크게 축적되었다. 특히 NEJM, JAMA, Lancet, BMJ, Frontiers in Nutrition 등 주요 학술지에 게재된 보충제 연구는 다음과 같은 양상을 보인다.

- 일부 성분은 질환 예방·치료 보조 효과가 확실히 입증됨 (예: 비타민 D, 오메가-3, 멜라토닌).

- 일부 성분은 효과가 제한적이거나 일관되지 않음 (예: 글루코사민, 콘드로이틴, 비타민 C).

- 일부 성분은 위험성이 근거로 확인됨 (예: 고용량 베타카로틴, 녹차 추출물 고용량).

즉, 보충제 상담의 기본은 효과와 한계를 균형있게 제시하는 것이다.

3.2 질환별 주요 근거

① 심혈관질환

- 오메가-3 지방산: REDUCE-IT trial (Bhatt et al., NEJM 2019)에서 고위험 환자에서 심혈관 사건 25% 감소 보고. 그러나 STRENGTH trial (Nicholls et al., JAMA 2020)에서는 효과가 나타나지 않아, 제품 제형·용량·EPA:DHA 비율에 따라 결과가 달라짐을 시사함.

- 코엔자임 Q10(CoQ10): 심부전 환자에서 증상 개선과 입원율 감소가 메타분석에서 확인됨【Madmani et al., BMC Cardiovasc Disord. 2014】.

② 골·관절 건강

- 비타민 D + 칼슘: 골다공증 예방 및 고령자 낙상 감소에 효과 있음. Women's Health Initiative 등 대규모 연구에서 골절 위험

15~20% 감소를 보고함【Tang et al., Lancet 2007】.

- 글루코사민, 콘드로이틴: 일부 무릎 관절염 환자에서 통증 감소 보고되었으나, 전체 메타분석에서는 위약 대비 유의미한 차이가 없거나 제한적 효과을 보고함【Roman-Blas et al., Arthritis Rheum. 2012】.

③ 정신건강 · 수면

- 멜라토닌: 수면장애 환자에서 수면 잠복기 단축 및 수면 효율 개선. 메타분석에서 특히 고령 환자, 교대근무자, 시차증후군에서 효과가 뚜렷함【Ferracioli-Oda et al., Sleep Med Rev. 2013】.

- 오메가-3 (EPA 고용량): 우울증 보조치료에서 일부 효과가 확인됨【Mocking et al., Transl Psychiatry. 2016】.

- 세인트존스워트: 경도~중등도 우울증에서 SSRI와 유사한 효과를 보였으나, 심각한 약물 상호작용(항응고제 · 항우울제 · 항암제) 위험이 있어 전문가 모니터링이 필수임【Ng et al., Br J Psychiatry. 2017】.

④ 대사질환 (당뇨 · 비만)

- 비타민 D: 당뇨 전단계 환자에서 혈당 조절 개선 가능성. 그러나 대규모 RCT (VITAL trial, Pittas et al., NEJM 2019)에서는 예방 효과가 제한적이었음.

- 마그네슘: 당뇨 환자에서 인슐린 감수성 개선 효과가 확인됨【Dong et al., Diabetes Care. 2011】.

- 폴리코사놀(쿠바산): 최근 일본 임상에서 HDL 기능 개선, 혈압·HbA1c 감소가 보고됨【Uehara et al., Front Nutr. 2024】.

3.3 작용과 부작용을 함께 보기

보충제의 작용만큼 중요한 것은 부작용 위험 근거다.

- 고용량 비타민 E: 메타분석에서 오히려 전체 사망률 증가와 연관됨【Miller et al., Ann Intern Med. 2005】.

- 베타카로틴: 흡연자에서 폐암 위험 증가가 보고됨【Alpha-Tocopherol Beta Carotene Cancer Prevention Study Group, NEJM 1994】.

- 녹차추출물(EGCG): 고용량 장기 섭취 시 간독성이 보고됨【Navarro et al., Hepatology. 2017】.

3.4 임상적 시사점

① 효과 있는 성분은 실제 상담에서 적극 권장해야 한다. (예: 멜라토닌, 오메가-3, 비타민 D+칼슘)

② 효과가 불확실한 성분은 환자 비용·기대치와 균형을 잡아 설명해야 한다. (예: 글루코사민, 비타민 C)

③ 위험성이 확인된 성분은 반드시 주의 메시지를 전달해야 한다. (예: 고용량 베타카로틴, EGCG)

④ 천연이라 안전하다는 인식(천연 프리패스 착시)을 반드시 교정해야 한다.

보충제는 이제 효과가 있을 수도 있는 민간요법이 아니라, RCT와 메타분석으로 평가되는 의료 개입의 하나로 자리 잡아가고 있다. 그러나 효과가 입증된 성분과 그렇지 않은 성분을 구분하고, 위험성을 관리하지 않는다면 환자는 여전히 Poly-supplement와 천연 프리패스 착시에 빠질 수 있다.

따라서 상담자는 최신 임상 근거를 기반으로 한 균형 잡힌 가이드를 제공해야 하며, 특히 처방약을 복용하는 환자의 경우에는 세심한 개입이 필요하다.

참고문헌

- The Alpha-Tocopherol, Beta Carotene Cancer Prevention Study Group. The effect of vitamin E and beta carotene on the incidence of lung cancer and other cancers in male smokers. N Engl J Med. 1994;330(15):1029-1035.
- Bhatt DL, Steg PG, Miller M, et al. Cardiovascular risk reduction with icosapent ethyl for hypertriglyceridemia. N Engl J Med. 2019;380(1):11-22.
- Boyer EW, Shannon M. The serotonin syndrome. N Engl J Med. 2005;352(11):1112-1120.
- Dong JY, Xun P, He K, Qin LQ. Magnesium intake and risk of type 2 diabetes: meta-analysis of prospective cohort studies. Diabetes Care. 2011;34(9):2116-2122.
- Ferracioli-Oda E, Qawasmi A, Bloch MH. Meta-analysis: melatonin for the treatment of primary sleep disorders. Sleep Med Rev. 2013;17(4):287-296.
- Geller AI, Shehab N, Weidle NJ, et al. Emergency department visits for adverse events related to dietary supplements. N Engl J Med. 2015;373(16):1531-1540.
- Health Insurance Review & Assessment Service (HIRA). Dietary supplement use among older adults in Korea. Annual Report 2023.
- Izzo AA, Hoon-Kim S, Radhakrishnan R, Williamson EM. A critical approach to evaluating clinical evidence for interactions between conventional drugs and herbal supplements. Br J Clin Pharmacol. 2020;86(6):1081-1098.
- Madmani ME, Yusuf Solaiman A, Tamr Agha K, et al. Coenzyme Q10 for heart

- failure. BMC Cardiovasc Disord. 2014;14:213.
- Miller ER III, Pastor-Barriuso R, Dalal D, Riemersma RA, Appel LJ, Guallar E. Meta-analysis: high-dosage vitamin E supplementation may increase all-cause mortality. Ann Intern Med. 2005;142(1):37-46.
- Mocking RJT, Harmsen I, Assies J, Koeter MWJ, Ruhé HG, Schene AH. Meta-analysis and meta-regression of omega-3 polyunsaturated fatty acid supplementation for major depressive disorder. Transl Psychiatry. 2016;6(3):e756.
- Navarro VJ, Khan I, Björnsson E, Seeff LB, Serrano J, Hoofnagle JH. Liver injury from herbal and dietary supplements. Hepatology. 2017;65(1):363-373.
- Ng QX, Venkatanarayanan N, Ho CYX. Clinical use of Hypericum perforatum (St John's wort) in depression: a meta-analysis. Br J Psychiatry. 2017;210(2):99-106.
- Nicholls SJ, Lincoff AM, Garcia M, et al. Effect of high-dose omega-3 fatty acids vs corn oil on major adverse cardiovascular events in patients at high cardiovascular risk: the STRENGTH randomized clinical trial. JAMA. 2020;324(22):2268-2280.
- Pittas AG, Dawson-Hughes B, Sheehan P, et al. Vitamin D supplementation and prevention of type 2 diabetes. N Engl J Med. 2019;381(6):520-530.
- Qato DM, Wilder J, Schumm LP, Gillet V, Alexander GC. Changes in prescription and over-the-counter medication and dietary supplement use among older adults in the United States, 2005 vs 2011. JAMA Intern Med. 2016;176(4):473-482.
- Roman-Blas JA, Castañeda S, Largo R, Herrero-Beaumont G. Osteoarthritis treatment: current challenges and future trends. Arthritis Rheum. 2012;64(11):3603-3610.
- Statista. Global dietary supplements market size 2018-2024. Published online 2024. Available at: https://www.statista.com. Accessed September 2025.
- Street RL Jr, Makoul G, Arora NK, Epstein RM. How does communication heal? Pathways linking clinician-patient communication to health outcomes. Patient Educ Couns. 2009;74(3):295-301.
- Tang BM, Eslick GD, Nowson C, Smith C, Bensoussan A. Use of calcium or calcium in combination with vitamin D supplementation to prevent fractures and bone loss in people aged 50 years and older: a meta-analysis. Lancet. 2007;370(9588):657-666.
- Uehara Y, Komatsu T, Sasaki K, et al. Cuban policosanol improves high-density lipoprotein cholesterol efflux capacity in healthy Japanese subjects: a randomized, double-blind, placebo-controlled trial. Front Nutr. 2024;11:1297008.
- U.S. Food and Drug Administration. Adverse Event Reporting System (AERS). Dietary Supplement Reports, 2019.

PART II

5대 질환 X 건강기능식품 상담 가이드

PART II
5대 질환 X 건강기능식품 상담 가이드

1. 당뇨 환자 상담 가이드
: 혈당, 인슐린 감수성, 대사 균형을 파악한다

1.1 질환 개요 및 환자 특징

당뇨병은 한국에서 빠르게 증가하는 대표적 만성 대사질환이다. NHIS 자료에 따르면 2023년 기준 등록된 당뇨병 환자는 약 425만 명이며, KNHANES 기반 Diabetes Fact Sheet in Korea 2024에서는 30세 이상 성인의 당뇨병 유병률을 15.5%(약 533만 명)로 추정한다 【Diabetes Fact Sheet in Korea 2024; NHIS, 2023】. 또한 65세 이상 노인층에서는 유병률이 약 29.3% 수준으로 급등한다. 이 수치는 인식·치료·조절 간의 큰 격차를 반영하며, 당뇨병의 확산과 의료 부담을 동시에 보여준다【Diabetes Fact Sheets in Korea 2024】.

제2형 당뇨병 환자들은 혈당 조절 실패, 체중 증가, 만성 피로, 말초 신경 이상, 수면장애 등 복합 증상을 호소하는 경우가 많고 처방약과 건강기능식품의 병용 비율도 높다. 예를 들어 α-리포산(α-lipoic acid)은 일부 연구에서 공복혈당 및 인슐린 감수성 개선 효과를 시사하지만, 모든 연구가 일관된 결론을 내린 것은 아니며 부작용 가능성도 병행 고려해야 한다〔Ziegler et al., Diabetes Care. 2011; ADA Standards of Care, 2023〕.

이처럼 보충제 사용이 흔하다는 점은 상담자의 경계 대상이 된다. 메트포르민, 설포닐유레아계 약물 등과 마그네슘, α-리포산, 오메가-3, 비타민 D, 코엔자임 Q10 등의 병용 사례가 임상 및 문헌상 지적된 바 있으며, 일부 보충제는 간대사 경로나 약동학 상호작용을 일으킬 위험이 있다. **따라서 당뇨병 환자 상담에서는 효과 가능성뿐 아니라 상호작용과 안전성을 함께 고려한 균형 잡힌 전략 설계가 필수적이다.**

주요 환자 질문 패턴:
"오메가3는 혈당에 괜찮나요?"
"비타민B군이나 마그네슘은 혈당 떨어뜨리나요?"
"홍삼이나 크롬 제품 먹어도 되죠?"

당뇨 환자는 간·신장 대사 부담이 크고, 약물·보충제 간 상호작용이 매우 민감하다. 따라서 상담의 첫 단계는 "무엇을 먹는가"보다 **"무엇과 함께 먹고 있는가"**를 파악하는 것이다.

1.2 상담 포인트 — 5단계 매뉴얼

단계	핵심 질문	목적	상담 예시 표현
①	복용 중인 약 · 보충제 확인	상호작용, 중복 확인	"혈당약 외에 건강기능식품이나 건강식품도 같이 드시나요?"
②	섭취 이유 · 기대효과 파악	환자 동기 이해	"어떤 효과를 기대하고 선택하셨나요?"
③	최근 혈당 · HbA1c 확인	효과 모니터링 근거	"최근 검사 수치는 얼마나 나왔나요?"
④	맞춤 권장 조합 제안	효율적 병용 설계	"지금 약과 상호작용이 없고 당뇨에 도움이 되는 성분이 무엇인지 함께 파악해보죠."
⑤	주의 · 금기 안내	위험 예방	"이 성분은 혈당을 더 올릴 수 있으니 주의가 필요합니다."

1.3 권장 보충제 및 근거(예시)

기능영역	주요 성분	대표 근거 (RCT/Meta)	상담 포인트
인슐린 감수성 개선	마그네슘	Dong et al., Diabetes Care. 2011	인슐린 수용체 민감도 향상, 근육 내 포도당 이용 증가 신장기능 저하 시 감량
혈당 안정화	비타민 D	Pittas et al., NEJM. 2019	당뇨 전단계 환자에서 공복혈당 감소 가능성 단, 예방효과는 제한적
지질 · 혈관 대사 개선	폴리코사놀 (쿠바산)	Uehara et al., Front Nutr. 2024	HDL 기능 개선, HbA1c 및 혈압 동시 감소 안전성 우수
항산화 · 대사 스트레스 완화	알파리포산 (ALA)	Ziegler et al., Diabetes Care. 2011	당뇨신경병증 통증 개선 인슐린 저항성 개선 가능

1.4 금기·주의 조합 Q&A

약물군	주의 성분	위험	대체 제안(예시)
설폰요소제 (Glimepiride 등)	홍삼, 크롬	저혈당 위험 ↑	마그네슘· 폴리코사놀로 대체
인슐린· DPP-4억제제	오메가3 고용량(>3g/day)	인슐린감수성 증가 → 저혈당 가능	EPA 1g 이하로 조정
SGLT2억제제	고용량 녹차추출물(EGCG)	간독성·탈수 악화 가능	항산화는 폴리코사놀· ALA로 대체

1.5 근거 기반 요약

▫ 조건부 권장: 비타민B12, 마그네슘, 비타민D 등

▫ 주의: 홍삼, 크롬, 오메가3 고용량, EGCG

1.6 상담자가 기억해야 할 3문장

① 당뇨 환자가 섭취 중인 보충제가 혈당 강하 기능이 있는가

② 당뇨 처방약과 상호작용하는 성분이 있는가

③ 당뇨 처방약에 의해 고갈되는 영양성분은 무엇이고 어떤 증상으로 나타나는가

1.7 환자 상담 언어 시나리오 예시

○ **당뇨병 환자 – 당뇨약 + 오메가3**

환자: 혈당약 먹는데, 오메가3를 같이 먹어도 괜찮나요?

약사: 오메가3는 혈중 중성지방을 낮추는 데 도움을 주지만, 혈당 조절에 직접적인 효과는 제한적입니다. 다만 혈액을 묽게 하는 작용이 있어, 당뇨약과 함께 쓰면 출혈 위험이 높아질 수 있어요. 그래서 반드시 섭취량을 조정하거나, 혈당·지질 검사를 정기적으로 하면서 관리하셔야 안전하게 병용할 수 있습니다."

참고문헌

- American Diabetes Association. Standards of medical care in diabetes—2023. Diabetes Care. 2023;46(Suppl 1):S1-S154.
- Diabetes Fact Sheet in Korea 2024.
- Dong JY, Xun P, He K, Qin LQ. Magnesium intake and risk of type 2 diabetes: A meta-analysis of prospective cohort studies. Diabetes Care. 2011;34(9):2116-2122.
- Health Insurance Review & Assessment Service (HIRA). Drug Prescription and Supplement Use Trend Report 2023. Seoul: HIRA; 2023.
- Korea Disease Control and Prevention Agency (KDCA). National Health and Nutrition Examination Survey (KNHANES) 2023. Cheongju: KDCA; 2023.
- National Health Insurance Service (NHIS). 2023 Annual Statistical Yearbook. Wonju: NHIS; 2023.
- Pittas AG, Dawson-Hughes B, Sheehan P, et al. Vitamin D supplementation and prevention of type 2 diabetes. N Engl J Med. 2019;381(6):520-530.
- Uehara Y, Komatsu T, Sasaki K, et al. Cuban policosanol improves high-density lipoprotein cholesterol efflux capacity in healthy Japanese subjects: A randomized, double-blind, placebo-controlled trial. Front Nutr. 2024;11:1297008.
- Ziegler D, Hanefeld M, Ruhnau KJ, et al. Oral treatment with alpha-lipoic acid improves symptomatic diabetic polyneuropathy: The SYDNEY 2 trial. Diabetes Care. 2011;34(10):2054-2059.

2. 고혈압 환자 상담 가이드
: 수치보다 기능, 혈압보다 혈관을 본다

2.1 질환 개요 및 환자 특징

고혈압은 한국 성인에게 가장 흔한 만성질환 중 하나이다.

국민건강영양조사에 따르면 30세 이상 성인의 약 3명 중 1명(약 30~31%)이 고혈압을 가지고 있으며, 연령이 높아질수록 유병률이 급격히 증가하며[KCDC, 2023]. 특히 60세 이상에서는 남녀 모두 절반 내외가 고혈압을 진단받은 것으로 보고된다[NHIS, 2023].

이처럼 고혈압은 조용한 살인자(silent killer)라고 불릴 만큼 초기에는 자각 증상이 거의 없지만, 장기적으로는 심근경색, 뇌졸중, 만성 신부전 등 치명적 합병증으로 이어진다.

최근 국제 가이드라인에서는 혈압 수치 조절뿐 아니라 **혈관 내피 기능 회복, 산화스트레스 감소, 순환 밸런스 유지**를 고혈압 관리의 핵심 목표로 제시한다[Williams et al., Hypertension. 2018]. 이는 단순한 약물치료를 넘어, **생활습관·영양·보충요법의 통합적 접근이 중요함**을 시사한다.

한국은 OECD 평균에 비해 약물 복용 순응도가 낮은 것으로 보고되며, 일부 조사에서는 고혈압 환자 10명 중 4명이 1년 내 복용을 중단하는 것으로 나타났다[HIRA, 2023]. 그리고 많은 환자들은 약물 부작용(피로감, 어지럼, 수면장애, 성기능 저하 등)을 이유로 자연스럽게 혈압을 낮춰주는 보충제가 없는지를 자주 묻는다. 특히 고령층에서는 혈압약 복용과 함께 오메가-3, 마그네슘, 코엔자임Q10, 폴리코사놀, 비트 추출물, L-아르기닌 등을 병용하는 사례가 흔하다.

하지만 이러한 성분 중 일부는 항고혈압제와의 상호작용을 일으켜 혈압이 과도하게 떨어지거나, 전해질 불균형·출혈 위험이 증가할 수 있다 [Izzo et al., Br J Clin Pharmacol. 2020]. 따라서 고혈압 환자 상담 시에는 혈압을 낮추는 약과 성분이 겹치지 않는지와 복용 타이밍과 용량이 적절한가를 반드시 점검해야 한다. 전문가의 역할은 단순히 제품을 권하는 것이 아니라, 약물·보충제 간 균형을 유지해 안전한 혈압 조절 환경을 설계하는 일이다.

주요 환자 질문 패턴:
"혈압약이랑 오메가3 같이 먹으면 괜찮나요?"
"마그네슘이 혈압에 좋다던데 먹어도 될까요?"
"혈압이 잘 조절돼서 약을 줄이고 싶어요."

이런 질문의 이면에는 약 없이 혈압을 유지하고 싶다는 심리와 천연이니까 안전하다는 천연 프리패스 착시가 동시에 작용한다. 그러나 혈압 조절은 단순히 혈관 수축 억제가 아니라, 내피세포 기능, 산화스트레스, 전해질 균형이 함께 작동해야 가능한 일이다.

따라서 상담의 초점은 약을 줄이기가 아니라 보충제가 처방약의 효과에 영향은 없는지 점검하고 환자의 불편한 증상이 무엇에 의한 것인지를 파악하는 것이다.

2.2 상담 포인트 — 5단계 매뉴얼

단계	핵심 질문	목적	상담 예시 표현
①	복용 중인 약·보충제 확인	상호작용, 중복 점검	"혈압약 외에 따로 챙겨 드시는 영양제 있으신가요?"
②	혈압 조절 상태와 증상 확인	약물 효과·부작용 파악	"최근 혈압 수치는 안정적인가요?" "기립성 어지럼증은 없나요?"
③	전해질·신장 기능 확인	미네랄 보충 안전성 평가	"신장기능검사 결과는 괜찮으신가요?"
④	맞춤 조합 제안	혈관 기능 강화·산화스트레스 조절	"약의 효과를 도와주는 성분을 함께 설계해보죠."
⑤	금기·주의 조합 안내	부작용·상호작용 예방	"이 성분은 처방약과 겹칠 수 있으니 용량을 줄이셔야 해요."

2.3 권장 보충제 및 근거(예시)

기능영역	주요 성분	대표 근거 (RCT/Meta)	상담 포인트
혈관 내피 기능 개선	폴리코사놀 (쿠바산)	Uehara et al., Front Nutr. 2024	HDL 기능 향상, eNOS 활성화, 혈압·HbA1c 동시 감소 항응고제와 병용 가능
세포 에너지 및 혈압조절 보조	코엔자임Q10 (CoQ10)	Madmani et al., BMC Cardiovasc Disord. 2014	미토콘드리아 에너지 향상, 심박출량 개선 혈압약 병용 시 혈압 과저하 주의
혈압 안정화	오메가-3 지방산 (EPA/DHA)	Bhatt et al., NEJM. 2019; Nicholls et al., JAMA. 2020	고위험군에서 심혈관 사건 감소 고용량 혈압 저하 및 출혈 위험
전해질 균형	마그네슘	Rosanoff et al., Hypertension. 2012	혈관 평활근 이완, 스트레스성 혈압상승 억제 신부전 환자 주의

2.4 금기·주의 조합 Q&A

약물군	주의 성분	위험	대체 제안(예시)
항응고제 (와파린, DOACs)	오메가3 고용량, 은행잎	출혈 위험 ↑	폴리코사놀로 대체 가능 (혈액 점도 영향 없음)
칼슘채널차단제 (암로디핀 등)	자몽추출물, 고용량 마그네슘	CYP3A4 억제, 혈압 저하	CoQ10 중심 대체
이뇨제 (푸로세미드 등)	고용량 마그네슘, 칼륨보충제	전해질 불균형	저용량 Mg(200mg↓) 유지, 수분 섭취 안내

2.5 근거 기반 요약

- 확실한 권장: CoQ10, 마그네슘
- 조건부 권장: 오메가3(EPA 1g/day 이하)
- 주의: 은행잎, 고용량 비타민E, 자몽추출물

2.6 상담자가 기억해야 할 3문장

① 고혈압 환자가 섭취 중인 보충제가 혈압 강하 기능이 있는가

② 고혈압 처방약과 상호작용하는 성분이 있는가

③ 고혈압 처방약에 의해 고갈되는 영양성분은 무엇이고 어떤 증상으로 나타나는가

2.7 환자 상담 언어 시나리오 예시

○ 고혈압 환자 – 혈압약 + 마그네슘

환자: 마그네슘 영양제가 혈압에 좋다던데 먹어도 될까요?

의사: 마그네슘은 혈관 이완 작용이 있어 혈압을 낮추는 데 도움을 줄 수 있습니다. 그런데 이미 혈압약을 복용 중이시기 때문에, 마그네슘을 추가하면 혈압이 과도하게 떨어질 가능성이 있습니다. 섭취 여부는 현재 혈압 수치와 약물 종류에 따라 다르니, 혈압 기록을 보고 함께 판단하겠습니다.

참고문헌

- Bhatt DL, Steg PG, Miller M, et al. Cardiovascular risk reduction with icosapent ethyl for hypertriglyceridemia. N Engl J Med. 2019;380(1):11-22.
- Health Insurance Review & Assessment Service (HIRA). Drug Prescription and Supplement Use Trend Report 2023. Seoul: HIRA; 2023.
- Izzo AA, Hoon-Kim S, Radhakrishnan R, Williamson EM. A critical approach to evaluating clinical efficacy, adverse events, and drug interactions of herbal remedies. Br J Clin Pharmacol. 2020;86(1):44-60.
- Korea Disease Control and Prevention Agency (KDCA). National Health and Nutrition Examination Survey (KNHANES) 2023. Cheongju: KDCA; 2023.
- Madmani ME, Yusuf Solaiman A, Tamr Agha K, et al. Coenzyme Q10 for heart failure: a meta-analysis. BMC Cardiovasc Disord. 2014;14:213.
- National Health Insurance Service (NHIS). 2023 Annual Statistical Yearbook. Wonju: NHIS; 2023.
- Nicholls SJ, Lincoff AM, Garcia M, et al. Effect of high-dose omega-3 fatty acids vs corn oil on major adverse cardiovascular events in high-risk patients: the STRENGTH randomized clinical trial. JAMA. 2020;324(22):2268-2280.
- Rosanoff A, Weaver CM, Rude RK. Suboptimal magnesium status in the United States: are the health consequences underestimated? Hypertension. 2012;60(6):1156-1162.
- Uehara Y, Komatsu T, Sasaki K, et al. Cuban policosanol improves high-density lipoprotein cholesterol efflux capacity in healthy Japanese adults: a randomized controlled trial. Front Nutr. 2024;11:1297008.
- Williams B, Mancia G, Spiering W, et al. 2018 ESC/ESH Guidelines for the management of arterial hypertension. Hypertension. 2018;72(6):e1-e70.

3. 이상지질혈증 환자 상담 가이드
: 수치에서 기능으로, HDL의 질이 답이다

3.1 질환 개요 및 환자 특징

이상지질혈증은 단순한 수치 이상이 아니라 지질 대사 불균형이 야기하는 전신적 위험 상태로, 염증·산화 스트레스·죽상경화 진행과 밀접하게 연관된다. 최근 연구들은 HDL의 양(농도)보다 질(기능), 특히 콜레스테롤 유출능력(CEC, cholesterol efflux capacity)이 심혈관 질환 위험과 더욱 밀접한 상관을 가진다는 근거를 제시하고 있다(Uehara et al., Front Nutr. 2024).

국내 유병 현황을 보면, 국민건강영양조사(KNHANES) 기반 Dyslipidemia Fact Sheet에 따르면 성인(만 20세 이상)에서 이상지질혈증의 유병률은 정의에 따라 약 40~47% 수준으로 보고되며(HDL 낮음 기준 남녀 동일 <40 mg/dL) 치료율은 약 55%, 조절률은 48% 내외로, 인지·치료·조절 사이의 간극이 여전히 크다(KCDC, 2023). 연령이 높을수록 유병률과 치료 필요성이 가파르게 증가하는 경향도 일관되게 확인된다.

이상지질혈증은 흔히 조용한 질병(Silent Disease)이라 불릴 만큼 증상이 없으며, 당뇨병·고혈압과 함께 대사증후군의 3대 핵심 축으로 다뤄진다(Grundy et al., Circulation. 2019). 최근 치료 패러다임은 단순히 LDL을 낮추는 수준을 넘어, 남아 있는 잔여(Residual) 위험을 줄이는 방향으로 진화하고 있다. 실제 스타틴으로 LDL-C를 충분히 낮추더라도 심혈관 사건의 재발 위험이 40% 이상 남는 것으로 보고되며, 이에 따라 에제티미브(Ezetimibe), PCSK9 억제제, 고용량 EPA 등 추가 전략이 논의되고 있다[Bhatt et al., N Engl J Med. 2019]. 이러한 변화 속에서 HDL의 기능, 특히 CEC와 항산화·항염 능력이 새로운 치료 타깃으로 주목받고 있다. 따라서 이상지질혈증 환자 상담의 목표는 단순히 LDL 수치를 낮추는 것을 넘어, HDL 기능을 회복하고 잔여 위험을 줄이는 통합적 접근(약물·생활·보충 전략)을 설계하는 것이다. 이때 HDL 기능을 높이는 생활·영양 요소(운동, 항산화 식단, 폴리코사놀 등)를 병행하도록 돕는 것이 중요하다.

임상 현장에서는 홍국, 고용량 나이아신 등 일부 보충제가 간 효소 상승이나 근병증 위험을 높이거나, 스타틴·항혈소판제 등과 CYP 대사 및 약력학적 상호작용을 일으킬 수 있다. 따라서 복용 이력과 병용 성분을 반드시 확인하고, 전문가가 병용 안전성을 사전에 점검하는 것이 필수적이다.

주요 환자 질문 패턴:

"폴리코사놀을 약 대신 먹어도 돼요?"

"오메가3나 레시틴을 같이 먹어도 될까요?"

"HDL을 높이려면 무엇을 먹어야 하나요?"

3.2 상담 포인트 - 5단계 매뉴얼

단계	핵심 질문	목적	상담 예시 표현
①	복용 약 · 보충제 확인	스타틴 · 오메가3 · 중복 여부 점검	"지금 드시는 약 외에, 콜레스테롤에 좋다는 보충제도 함께 드시나요?"
②	HDL · LDL 수치보다 '기능' 강조	패러다임 전환 유도	"콜레스테롤 수치와 HDL 기능을 함께 보는 것이 중요합니다."
③	간 기능 · 혈당 확인	대사성 염증 상태 평가	"최근 간수치나 혈당은 어떠셨나요?"
④	맞춤 보충제 설계	HDL 기능 강화, LDL 산화 억제	"콜레스테롤 절대적인 수치만 낮추는 것보다 혈관 건강을 관리하는 성분으로 추천해드립니다."
⑤	병용금기 안내	스타틴 · 나이아신 항응고제 주의	"이 약은 HDL에도 좋지만 간에 부담이 갈 수 있어요."

3.3 권장 보충제 및 근거(예시)

기능영역	주요 성분	대표 근거(RCT/Review)	상담 포인트
HDL 기능 개선	폴리코사놀 (쿠바산)	Uehara et al., Front Nutr. 2024; Cho et al., Int J Mol Med. 2017	CETP 억제 → HDL 콜레스테롤 유출능력(CEC)↑, HDL 질 개선, HbA1c↓, 혈압↓
LDL 산화 억제	코엔자임Q10 (CoQ10)	Madmani et al., BMC Cardiovasc Disord. 2014	항산화 효과로 LDL 산화 억제, 스타틴 병용 시 CoQ10 결핍 보완
중성지방 감소	오메가-3 (EPA/DHA)	Bhatt et al., NEJM. 2019; Nicholls et al., JAMA. 2020	TG 감소 및 염증 지표 CRP 개선, 고용량 시 출혈 위험
지질 · 간 대사 개선	나이아신 (비타민B3)	Guyton et al., Circulation. 2013	HDL 상승, TG 감소. 단, 혈당 상승 및 간독성 주의
간 기능 보조	밀크시슬 (실리마린)	Loguercio et al., World J Gastroenterol. 2011	지질대사성 간염 동반 시 간 효소 개선, 스타틴 병용 가능

3.4 금기·주의 조합 Q&A

약물군	주의 성분	위험	대체 제안(예시)
스타틴	나이아신 고용량	간독성·근육통 ↑	CoQ10 조합
항응고제 (와파린 등)	오메가3 고용량	출혈 위험 ↑	용량조절
피브레이트제 (페노피브레이트 등)	나이아신	근육독성 ↑	CoQ10 보충으로 근육 보호

3.5 근거 기반 요약

- 확실한 권장: CoQ10, 오메가3(1g 이하)
- 조건부 권장: 나이아신(간 기능 모니터링 필요), 실리마린(간 보호 목적)
- 주의: 고용량 비타민E, 미확인 복합 항산화제

3.6 상담자가 기억해야 할 3문장

① 이상지질혈증 환자가 섭취 중인 보충제가 지질 강하 기능이 있는가?

② 이상지질혈증 처방약과 상호작용하는 성분이 있는가?

③ 이상지질혈증 처방약에 의해 고갈되는 영양성분은 무엇이고 어떤 증상으로 나타나는가?

3.7 환자 상담 언어 시나리오 예시

○ 이상지질혈증 환자 – 고지혈증약 + 홍국

환자: 친구가 홍국 먹고 콜레스테롤이 좋아졌다고 하는데 먹어도 될까요?

약사: 홍국에는 천연 스타틴 성분이 들어 있어 LDL을 낮추는 효과가 있습니다. 하지만 이미 스타틴을 복용 중이라, 중복 효과로 간 수치 상승이나 근육통 같은 부작용 위험이 있을 수 있으니 홍국의 병용 섭취는 권장하지 않습니다.

참고문헌

- Bhatt DL, Steg PG, Miller M, et al. Cardiovascular risk reduction with icosapent ethyl for hypertriglyceridemia. N Engl J Med. 2019;380(1):11-22.
- Cho KH, Uehara Y, Komatsu T, et al. Consumption of policosanol enhances HDL functionality via CETP inhibition and reduces blood pressure and visceral fat in young and middle-aged subjects. Int J Mol Med. 2017;39(4):889-899.
- Guyton JR, Bays HE, Grundy SM, et al. Extended-release niacin or ezetimibe and carotid intima-media thickness. Circulation. 2013;128(15):1504-1512.
- Health Insurance Review & Assessment Service (HIRA). Drug Prescription Trend Report 2023. Seoul: HIRA; 2023.
- Korea Disease Control and Prevention Agency (KDCA). National Health and Nutrition Examination Survey (KNHANES) 2023. Cheongju: KDCA; 2023.
- Loguercio C, Festi D. Silybin and the liver: from basic research to clinical practice. World J Gastroenterol. 2011;17(18):2288-2301.
- Madmani ME, Solaiman AY, Tamr Agha K, et al. Coenzyme Q10 for patients with chronic heart failure: a meta-analysis of randomized controlled trials. BMC Cardiovasc Disord. 2014;14:213.
- National Health Insurance Service (NHIS). 2023 Annual Statistical Yearbook. Wonju: NHIS; 2023.
- Nicholls SJ, Lincoff AM, Garcia M, et al. Effect of high-dose omega-3 fatty acids vs corn oil on major adverse cardiovascular events in patients at high cardiovascular risk: the STRENGTH randomized clinical trial. JAMA. 2020;324(22):2268-2280.
- Uehara Y, Komatsu T, Sasaki K, et al. Cuban policosanol improves high-density lipoprotein cholesterol efflux capacity in healthy Japanese subjects: a randomized, double-blind, placebo-controlled trial. Front Nutr. 2024;11:1297008.

4. 골다공증·관절염 환자 상담 가이드
: 움직임의 통합 – 관절, 뼈, 근육은 하나의 생리 시스템이다

4.1 질환 개요 및 환자 특징

한국은 초고령사회로 진입하면서 근골격계 질환이 의료 부담 측면에서 급격히 증가하고 있다. 실제 국내 연구에 따르면, 한국 성인 50세 이상에서 무릎 골관절염 유병률은 약 33.3%로 보고된 바 있다 (남성 23.4%, 여성 41.5%)[Lee et al. / KNHANES 기반 연구].

퇴행성 관절염은 증상이 천천히 진행되기 때문에 초기에는 증가세가 잘 드러나지 않지만, 고령화 · 비만 · 구조적 스트레스 · 근육 약화가 복합적으로 작용하여 유병률이 지속적으로 상승한다. 여성은 폐경 이후 에스트로겐 감소로 인해 골밀도 저하, 근육량 감소, 관절 통증이 동반되는 경우가 많다. 이들은 "무릎이 시리다, 허리가 약해졌다, 힘이 빠진다" 등의 표현으로 불편감을 호소한다.

국민건강보험공단 자료를 참고하면, 퇴행성 관절염 진료 인구는 수백만 명대에 달하며, 고령 인구 증가와 함께 진료량도 지속 확대되고 있다. 또한 관절염 환자의 상당수는 진통소염제(NSAIDs)를 장기 복용하는 특징이 있다. NSAIDs는 위장 출혈, 신장 부담, 심혈관계 부작용을 유발할 수 있고, 장기 복용 시 비타민 B6, B12, 마그네슘 등 미량 영양소 결핍과 연관된 보고도 일부 존재한다. 예를 들어, 류마티스 관절염 환자 대상 연구에서 6개월 이상 NSAIDs 복용 시 B6 수치 하락이 관찰

된 바 있다[Arthritis Foundation 가이드].

이런 맥락에서 근골격계 환자의 보충제 상담은 통증 완화뿐 아니라, 약제 사용에 의해 유발될 수 있는 영양 불균형 보정, 간·신장 보호 전략, 근육-골-관절 축을 함께 강화하는 복합 접근 등을 고려하여 상담하는 것이 필수적이다.

주요 환자 질문 패턴:

"소화 잘 되는 칼슘은 많이 먹어야 되나요?"

"무릎이 아파서 글루코사민 먹어도 될까요?"

"운동은 힘들고 약으로만 관리하면 안 되나요?"

"밤에 다리에 쥐가 자주 나요."

4.2 상담 포인트 — 5단계 매뉴얼

단계	핵심 질문	목적	상담 예시 표현
①	통증 부위·약물·보충제 확인	NSAIDs, 스테로이드 병용 여부	"지금 통증약은 얼마나 오래 복용 중이신가요?"
②	활동 수준 및 낙상력 확인	근감소·골밀도 위험 평가	"최근 걷는 시간이 줄거나 자주 넘어지신 적이 있나요?"
③	식이·단백질 섭취 평가	단백질 부족 확인	"하루에 단백질 식품을 얼마나 드시나요?"
④	보충제 조합 설계	관절-골-근 대사 연결	"무릎, 뼈, 근육을 함께 관리하는 조합으로 설계해보죠."
⑤	금기·주의 조합 설명	약물 상호작용 및 고칼슘혈증 예방	"이 성분은 뼈에는 좋지만 신장 기능을 꼭 확인해야 합니다."

4.3 권장 보충제 및 근거(예시)

기능영역	주요 성분	대표 근거 (RCT/Meta)	상담 포인트
관절 연골 보호	글루코사민 / 콘드로이틴	Wandel et al., BMJ. 2010; Roman-Blas et al., Arthritis Rheum. 2012	통증 완화 효과는 제한적이지만, 장기 섭취 시 염증성 손상 지연 가능 항응고제 병용 주의
관절 염증 완화	MSM (메틸설포닐메탄)	Kim et al., Int J Biomed Sci. 2006	항산화·항염 효과로 통증 완화 및 관절 강직 개선 위장자극 거의 없음
골밀도 강화	비타민 D + 칼슘	Tang et al., Lancet. 2007; Bischoff-Ferrari et al., Am J Clin Nutr. 2009	골절 위험 15~20% 감소. 단, 신장질환자에서는 고칼슘혈증 주의
골대사 조절	비타민 K2 (MK-7)	Knapen et al., Osteoporosis Int. 2013	오스테오칼신 활성화 → 칼슘의 뼈 내 결합 촉진 D3와 병용 시너지
근육 기능·피로 개선	마그네슘 / 단백질 / HMB	Rondanelli et al., Nutrients. 2021	근육 단백동화 촉진, 피로 완화, 낙상 예방 효과 노인에서 단백질 + HMB 조합 유효

4.4 금기·주의 조합 Q&A

약물군	주의 성분	위험	대체 제안(예시)
항응고제 (와파린)	글루코사민·비타민 K2	출혈 위험 및 INR 변동	K2 섭취는 주치의 확인 후 소량 유지
이뇨제	칼슘·마그네슘 고용량	전해질 불균형	칼슘은 500mg 이하, Mg은 200mg 이하 권장
스테로이드 장기 복용자	고칼슘·고단백 조합	신장 부담 및 대사성 알칼리증	D3+K2 중심 조합으로 전환

4.5 근거 기반 요약

- 확실한 권장: 비타민 D+K2, MSM, 단백질/HMB
- 조건부 권장: 글루코사민, 콘드로이틴(장기 섭취 시), 마그네슘(결핍 시)
- 주의: 고용량 칼슘, 와파린 복용자 K2

4.6 상담자가 기억해야 할 3문장

① 골다공증, 관절염 환자가 섭취 중인 보충제가 근골격계 대사에 어떤 영향을 주는가?

② 골다공증, 관절염 처방약과 상호작용하는 성분이 있는가?

③ 골다공증, 관절염 처방약에 의해 고갈되는 영양성분은 무엇이고 어떤 증상으로 나타나는가?

4.7 환자 상담 언어 시나리오 예시

○ 골다공증 환자 – 칼슘과 비타민D

환자: 골다공증 초기라 칼슘제를 많이 먹을수록 뼈가 튼튼해지겠죠?

약사: 칼슘은 뼈 건강에 필수적이지만, 필요 이상으로 많이 드시면 신장결석이나 혈관 석회화 위험이 커집니다. 칼슘은 하루 500~600mg씩 나누어 드시는 것이 가장 안전하고 비타민D와 K2를 함께 드시면 흡수와 뼈로의 이동이 훨씬 좋아집니다.

참고문헌

- Bischoff-Ferrari HA, Willett WC, Wong JB, et al. Fracture prevention with vitamin D supplementation: a meta-analysis. Am J Clin Nutr. 2009;89(6):1911-1920.
- Health Insurance Review & Assessment Service (HIRA). Musculoskeletal Disease Trend Report 2023. Seoul: HIRA; 2023.
- Kang JH, Lee YS, Park EJ, et al. Prevalence and risk factors of sarcopenia and osteoporosis in postmenopausal women in Korea. J Bone Metab. 2022;29(1):55-63.
- Knapen MH, Drummen NE, Smit E, et al. Three-year low-dose menaquinone-7 supplementation helps decrease bone loss in healthy postmenopausal women. Osteoporos Int. 2013;24(9):2499-2507.
- Kim LS, Axelrod LJ, Howard P, et al. Efficacy of methylsulfonylmethane (MSM) in osteoarthritis pain of the knee: a pilot clinical trial. Int J Biomed Sci. 2006;2(3):227-232.
- Miller JD, Spence JD, Jenkins DJA. Nutritional deficiencies induced by long-term NSAID therapy. Drugs Aging. 2019;36(8):655-667.
- National Health Insurance Service (NHIS). 2023 Annual Statistical Yearbook. Wonju: NHIS; 2023.
- Reginster JY, Beaudart C, Buckinx F, Bruyère O. Osteoporosis and sarcopenia: two diseases or one? Osteoporos Int. 2016;27(3):873-879.
- Roman-Blas JA, Mediero A, Largo R, et al. Osteoarthritis: new targets and therapies. Arthritis Rheum. 2012;64(6):1689-1693.
- Rondanelli M, Peroni G, Faliva MA, et al. Update on the role of dietary protein and amino acids in the prevention of sarcopenia and frailty. Nutrients. 2021;13(6):1844.
- Tang BM, Eslick GD, Nowson C, Smith C, Bensoussan A. Use of calcium or calcium in combination with vitamin D supplementation to prevent fractures and bone loss in people aged 50 years and older: a meta-analysis. Lancet. 2007;370(9588):657-666.
- Wandel S, Jüni P, Tendal B, et al. Effects of glucosamine, chondroitin, or placebo in patients with osteoarthritis of hip or knee: network meta-analysis. BMJ. 2010;341:c4675

5. 정신건강 환자 상담 가이드
: 불안·우울·불면에서, 뇌-몸-영양을 통합적으로 본다

5.1 질환 개요 및 환자 특징

정신건강 장애는 신체 증상, 대사 변화, 신경전달물질 균형 등과 밀접히 연결된 복합 질환으로, 한국에서는 정신건강 관련 처방 소비가 전반적으로 증가하는 추세다. OECD 국가 간 항우울제 소비 추이를 살펴보면 한국은 비교적 낮은 수준이나, 국제 분석에서는 증가 추세가 전반적 현상이라는 보고가 있다[International Trends in Antidepressant Consumption, 2025]. 또한 정신장애 유병률을 파악하기 위한 국내 조사에서는 12개월 기준 우울증 유병률이 약 1.7%, 불안 장애가 약 3.1%로 집계된 바 있다[Rim et al., National Mental Health Survey Korea 2021].

국민건강보험공단 자료에 따르면, 정신건강 관련 진료 환자는 매년 증가하고 있으며, 의료기관을 찾는 불안·우울·수면 장애 환자의 수는 수십만 명대에 이른다. 고령층에서도 정신과 약물 복용 비율은 최근 수년간 증가하는 경향을 보인다. 많은 환자는 항우울제나 수면제의 부작용·의존성·수면 질 저하에 대한 우려로 처방약 대신 천연 성분 보충제를 선호하기도 한다. 그러나 실제로 세인트존스워트(St. John's Wort), 카바(kava), 발레리안(valerian) 등은 CYP3A4, CYP2C19 같은 약물대사 효소에 영향을 주거나 세로토닌 농도를 증가시켜 항우울제·항불안제와의 약물 상호작용 위험을 높일 수 있다[Ng et al., Br J

Psychiatry, 2017].

따라서 정신건강 상담의 핵심은 처방약 중단이 아니라, 약물과 보충제가 상호보완적으로 작동하도록 돕는 것이다. 이는 단순히 뇌를 진정시키는 접근이 아니라, 뇌-몸-영양 축의 균형을 회복하는 통합적 전략이 된다.

주요 환자 질문 패턴:

"불면증인데 멜라토닌 계속 먹어도 되나요?"

"항우울제랑 천연영양제 같이 먹으면 괜찮나요?"

"낮에는 너무 불안한데 밤엔 잠이 안 오면 어떤 보충제를 먹어요?"

"약 먹으면 기분이 가라앉고 피로해요. 비타민 먹으면 나을까요?"

5.2 상담 포인트 - 5단계 매뉴얼

단계	핵심 질문	목적	상담 예시 표현
①	수면·기분·스트레스 패턴 확인	호소 증상 구분 (불면형, 불안형, 무기력형 등)	"요즘은 잠이 먼저 힘든가요, 아니면 마음이 힘든가요?"
②	복용 약·보충제 확인	SSRI·수면제·보충제 병용 여부	"현재 드시는 약 외에 기분이나 수면 개선제도 함께 드시나요?"
③	생리적 요인 평가	혈당·호르몬·염증·비타민D 상태 점검	"최근 건강검진에서 비타민 D나 혈당 수치 들으셨나요?"
④	맞춤형 보충제 설계	신경전달물질 밸런스, 스트레스 조절, 수면 질 향상	"스트레스 반응부터 조절해보면 수면이 함께 좋아질 수 있습니다"
⑤	상호작용·금기 안내	항우울제·수면제 병용 시 주의	"이 성분은 약과 겹치면 기능이 과도해질 수 있습니다."

5.3 권장 보충제 및 근거(예시)

기능영역	주요 성분	대표 근거(RCT/Review)	상담 포인트
스트레스·불안 조절	아슈와간다 (Withania somnifera)	Chandrasekhar et al., Indian J Psychol Med. 2012	코르티솔 저하, 불안감 완화, 수면 질 향상 SSRI 병용 가능하나 용량 중복 주의
긴장 완화·집중력 향상	테아닌 (L-Theanine)	Kimura et al., Biol Psychol. 2007	알파파 증가로 이완 유도, 집중력 개선 카페인 부작용 완화 효과
기분 안정·항우울 보조	오메가-3 (EPA 2g/day 이상)	Mocking et al., Transl Psychiatry. 2016	항우울제 보조요법에서 증상 개선 EPA 함량 60% 이상 권장
수면 질 개선	멜라토닌	Ferracioli-Oda et al., Sleep Med Rev. 2013	수면 잠복기 단축, 교대근무자·노인 효과 뚜렷 장기 섭취 시 내성 없음
기분 안정·신경안정	GABA / 마그네슘	Boyle et al., Nutrients. 2017	GABA-A 수용체 안정화, 마그네슘 결핍 시 불안·수면장애 악화
우울·피로 동반형 환자	비타민 D / B군 / SAMe	Parker et al., Br J Psychiatry. 2017	비타민 D·B12 결핍 시 우울감 증가 SAMe는 SSRI 보조 효과 있음

5.4 금기·주의 조합 Q&A

약물군	주의 성분	위험	대체 제안(예시)
항우울제 (SSRI, SNRI)	세인트존스워트	세로토닌 증후군 위험	오메가3(EPA) 또는 SAMe로 대체
수면제(졸피뎀, 벤조디아제핀)	멜라토닌 고용량 (>5mg)	과도한 진정, 혼미	1~3mg 유지, 취침 1시간 전 섭취
항불안제 (벤조디아제핀계)	GABA 중복	진정 과다, 반응 저하	낮 시간대 GABA 제한, Mg 중심 전환

5.5 근거 기반 요약

- **확실한 권장:** 아슈와간다, 테아닌, 멜라토닌, 오메가3(EPA 중심)
- **조건부 권장:** GABA, 마그네슘, SAMe (SSRI 병용 시 모니터링 필요)
- **주의:** 세인트존스워트(SSRI 병용 금지), 멜라토닌 고용량

5.6 상담자가 기억해야 할 3문장

① 정신건강의학과 처방 환자가 섭취 중인 보충제가 정신신경계에 작용하는 기능이 있는가?

② 정신건강의학과 처방약과 상호작용하는 성분이 있는가?

③ 정신건강의학과 처방약에 의해 고갈되는 영양성분은 무엇이고 어떤 증상으로 나타나는가?

5.7 환자 상담 언어 시나리오 예시

○ 우울증 환자 – 항우울제 + 세인트존스워트

환자: 우울증이 더 심해지는 것 같아서 세인트존스워트를 먹어보려고 하는데 괜찮나요?

약사: 세인트존스워트는 경도 우울증에 효과가 있다는 보고가 있습니다. 그러나 항우울제, 항불안제, 항응고제와 심각한 상호작용을 일으킬 수 있어 매우 주의해야 합니다. 만약 사용하고 싶으시면 반드시 현재 주치의에게 문의해서 복용 중인 약물과 병용 가능성을 먼저 확인해야 합니다.

참고문헌

- Boyle NB, Lawton C, Dye L. The effects of magnesium supplementation on subjective anxiety and stress—a systematic review. Nutrients. 2017;9(5):429.
- Chandrasekhar K, Kapoor J, Anishetty S. A prospective, randomized double-blind, placebo-controlled study of safety and efficacy of ashwagandha root extract in reducing stress and anxiety. Indian J Psychol Med. 2012;34(3):255-262.
- Ferracioli-Oda E, Qawasmi A, Bloch MH. Meta-analysis: melatonin for the treatment of primary sleep disorders. Sleep Med Rev. 2013;17(4):287-294.
- Health Insurance Review & Assessment Service (HIRA). Drug Prescription Trend Report 2023. Seoul: HIRA; 2023.
- Kimura K, Ozeki M, Juneja LR, Ohira H. L-Theanine reduces psychological and physiological stress responses. Biol Psychol. 2007;74(1):39-45.
- Mocking RJT, Harmsen I, Assies J, et al. Meta-analysis and meta-regression of omega-3 polyunsaturated fatty acid supplementation for major depressive disorder. Transl Psychiatry. 2016;6(3):e756.
- National Health Insurance Service (NHIS). 2023 Annual Statistical Yearbook. Seoul: NHIS; 2023.
- Ng QX, Venkatanarayanan N, Ho CYX. Clinical use of Hypericum perforatum (St John's wort) in depression: a meta-analysis. Br J Psychiatry. 2017;210(3):209-217.
- OECD Health Data 2023. Antidepressant Consumption across OECD Countries. Paris: OECD Publishing; 2023.
- Parker GB, Brotchie H, Graham RK. Vitamin D and depression. Br J Psychiatry. 2017;211(1):44-51.

PART III

처방약 X 건강기능식품 상호작용

PART III
처방약 X 건강기능식품 상호작용

1. 병용상담의 원칙과 안전 프레임

1.1 Polypharmacy vs Poly-supplement
  – 약물보다 복잡해진 새로운 변수

고령화 사회에서 Polypharmacy(다약제 복용)은 익숙한 개념이다. 하지만 오늘날 더 심각하게 확산되는 것은 'Poly-supplement(다중 보충제 섭취)'이다. 이는 환자가 처방약 외에 3가지 이상 건강기능식품 또는 영양보충제를 동시에 섭취하는 상태를 의미하며, 약물 간 상호작용보다 더 복잡한 변수를 만들어낸다.

예를 들어, 한 70세 환자가 고혈압·당뇨·이상지질혈증 치료제를 복용하면서, 혈행 개선을 위해 오메가3·폴리코사놀, 면역력 강화를 위해 비타민D·아연, 수면 개선을 위해 멜라토닌을 함께 섭취한다면, 이 환자는 이미 Poly-supplement 상태에 해당한다. 문제는 대부분의 환자가 이러한 병용 사실을 의사나 약사에게 알리지 않는다는 점이다(Qato et al., JAMA Intern Med. 2016].

Polypharmacy가 주로 약리학적 대사 충돌을 초래한다면, Poly-supplement는 흡수 경쟁, 대사 효소 억제, 약물 효과 감소 또는 증폭을 유발한다. 예를 들어, 오메가3 · 은행잎 추출물은 항응고제의 출혈 위험을 높이고, 세인트존스워트는 CYP3A4 효소를 유도해 여러 약물의 혈중 농도를 낮춘다. 결국, 보충제는 '보완'이 아니라 예측 불가능한 약리학적 변수가 된다. 따라서 병용상담의 첫 단계는 이 환자가 지금 복용 중인 모든 약과 보충제를 한눈에 파악하는 것이다. 이를 통해 Polypharmacy의 연장선상에 있는 Poly-supplement 관리 체계를 임상적으로 구축해야 한다.

1.2 대사경로 기반 접근 - CYP450, P-gp, 효소와 수송체의 교차점

보충제와 약물의 상호작용은 대부분 간의 대사효소계(Cytochrome P450)와 약물수송체(P-glycoprotein, P-gp)에서 발생한다. 이는 의약품 상호작용에서 오래전부터 밝혀진 영역이지만, 보충제의 일부 성분 역시 이 대사 경로를 억제하거나 유도(induce) 하는 것으로 보고되어 있다.

대사 경로	주요 보충제 영향	대표 상호작용 예시
CYP3A4	세인트존스워트(유도), 자몽(억제)	세인트존스워트 → 항우울제, 면역억제제 농도 ↓ / 자몽 → 스타틴 농도 ↑
CYP2C9	은행잎, 마늘, 오메가3	와파린 효과 ↑, 출혈 위험 ↑
CYP2D6	인삼, 세인트존스워트	항우울제, 베타차단제 대사 변화
P-gp	커큐민(억제), 세인트존스워트(유도)	항암제, 항부정맥제 농도 변화

이러한 대사경로 정보는 환자 상담 시 다음과 같은 질문으로 구체화할 수 있다:

- 혹시 최근 자몽주스나 허브차를 자주 드시나요?
- 처방약과 함께 건강기능식품이나 천연 제품을 섭취하시는 것이 있나요?

대사경로를 이해하는 것이 환자 안전을 위한 상담의 핵심의 출발이다.

1.3 병용 시 위험 신호 체크 리스트 – 상담자가 주의 깊게 관찰해야 할 징후

약물-보충제 병용 시 가장 먼저 감지해야 하는 것은 환자의 체감 변화이다. 환자가 느끼는 작은 변화가 상호작용의 초기 신호가 될 수 있다. 이러한 신호를 상담 시 체크리스트로 기록하면 보충제의 부작용을 조기에 파악할 수 있고 감지 약물효과에 영향을 주는 성분을 파악하는 데 큰 도움이 된다.

병용상담 위험 신호 10가지

구분	주요 징후	의심 가능한 상호작용 예시
1	멍이 잘 들거나 코피가 잦아짐	와파린 + 오메가3/은행잎
2	수면 과다 또는 불면 악화	멜라토닌 + 벤조디아제핀계
3	갑작스러운 피로, 근육통	스타틴 + 자몽/폴리코사놀
4	불안, 초조, 두통	SSRI + 세인트존스워트
5	복부팽만, 설사	마그네슘, 알파리포산 과량
6	혈당 저하 증상(어지럼, 식은땀)	인슐린 + 크롬/ALA

구분	주요 징후	의심 가능한 상호작용 예시
7	혈압 상승 또는 저하	항고혈압제 + 인삼/감초
8	간수치 상승, 피로	EGCG, 고용량 비타민A/E
9	손저림, 무기력	메트포르민 + B12 결핍
10	약효 감소 (혈압·혈당이 다시 상승)	세인트존스워트 병용

임상 요약

☐ Poly-supplement는 Polypharmacy처럼 관리되어야 한다.

☐ CYP450, P-gp 등 대사 경로 이해는 병용상담의 핵심 기초이다.

☐ 환자가 느끼는 사소한 변화가 상호작용의 경고 신호일 수 있다.

☐ 상담 초기에 반드시 보충제(건강기능식품 포함) 리스트 전체를 점검하고, 약물과 보충제를 하나의 통합 처방 시스템 안에서 관리해야 한다.

참고문헌

- Boyle NB, Lawton C, Dye L. The effects of magnesium supplementation on subjective anxiety and stress—a systematic review. Nutrients. 2017;9(5):429.
- Chandrasekhar K, Kapoor J, Anishetty S. A prospective, randomized double-blind, placebo-controlled study of safety and efficacy of ashwagandha root extract in reducing stress and anxiety. Indian J Psychol Med. 2012;34(3):255-262.
- Ferracioli-Oda E, Qawasmi A, Bloch MH. Meta-analysis: melatonin for the treatment of primary sleep disorders. Sleep Med Rev. 2013;17(4):287-294.
- Health Insurance Review & Assessment Service (HIRA). Drug Prescription Trend Report 2023. Seoul: HIRA; 2023.
- Kimura K, Ozeki M, Juneja LR, Ohira H. L-Theanine reduces psychological and

- physiological stress responses. Biol Psychol. 2007;74(1):39-45.
- Mocking RJT, Harmsen I, Assies J, et al. Meta-analysis and meta-regression of omega-3 polyunsaturated fatty acid supplementation for major depressive disorder. Transl Psychiatry. 2016;6(3):e756.
- National Health Insurance Service (NHIS). 2023 Annual Statistical Yearbook. Seoul: NHIS; 2023.
- Ng QX, Venkatanarayanan N, Ho CYX. Clinical use of Hypericum perforatum (St John's wort) in depression: a meta-analysis. Br J Psychiatry. 2017;210(3):209-217.
- OECD. OECD Health Data 2023: Antidepressant Consumption across OECD Countries. Paris: OECD Publishing; 2023.
- Parker GB, Brotchie H, Graham RK. Vitamin D and depression. Br J Psychiatry.

2. 약물별 대표 상호작용 사례

2.1 항응고제·항혈소판제

대표 병용 보충제: 은행잎(Ginkgo biloba), 오메가3, 마늘 추출물

■ 핵심 개요

항응고제 복용 환자에서 보충제는 가장 위험한 상호작용을 일으킨다. 이 성분들은 혈소판 응집을 억제하거나 항응고 효과 강화를 통해 출혈 위험을 배기시킨다. 특히 와파린은 CYP2C9을 통한 대사 의존성 약물이므로, 보충제가 효소 억제나 유도 작용을 하면 PT(Prothrombin Time)/INR(International Normalized Ratio) 변동이 급격히 발생할 수 있다【Izzo et al., 2020】.

- **주요 상호작용**

보충제	주요 영향	임상 결과	근거
은행잎	혈소판 응집 억제, CYP2C9 억제	출혈, 멍, 비출혈	【Gurley et al., 2012】
오메가3	항혈소판 작용, 혈액 점도 감소	멍, 치은출혈	【Gryglewski et al., 2021】
폴리코사놀	혈소판 응집 억제, HDL 기능 개선	혈압 감소	【Uehara et al., 2024】
마늘 추출물	Thromboxane 합성 억제	와파린 병용 시 INR 상승	【Izzo et al., 2020】

- **상담 포인트**

☐ 출혈, 멍, 잇몸 피, 검붉은 대변 등은 즉시 의료진에 보고하도록 교육한다.

☐ 와파린 복용자는 INR 모니터링 주기 단축(예: 2주→1주) 필요하다.

☐ DOACs(리바록사반, 아픽사반 등)는 INR 측정이 어려우므로, 임상증상 기반 모니터링이 중요하다.

☐ 환자가 혈액순환에 좋다는 제품을 섭취 중이라면 반드시 성분을 확인한다.

2.2 항우울제·수면제

대표 병용 보충제: 세인트존스워트, 멜라토닌, GABA, 테아닌

■ 핵심 개요

정신건강 약물은 대부분 중추신경계 작용제로, 보충제 병용 시 세로토닌 증후군, 중추억제 상승, 수면-각성 리듬 교란이 일어날 수 있다. 특히 세인트존스워트는 CYP3A4 유도 및 세로토닌 재흡수 억제로 SSRI, SNRI, 삼환계 항우울제, 벤조디아제핀계 수면제 등과 충돌 가능성이 높다【Ng et al., 2017】.

■ 주요 상호작용

보충제	주요 영향	임상 결과	근거
세인트존스워트	CYP3A4 유도, 세로토닌 농도 증가	세로토닌 증후군, 약효 감소	【Boyer & Shannon, 2005】
멜라토닌	수면유도, GABA 활성화	졸림, 반응속도 저하, 약효 중복	【Ferracioli-Oda et al., 2013】
GABA	중추억제 상승	벤조디아제핀과 병용 시 과도한 진정	【Bormann et al., 2017】
테아닌	알파파 유도, 신경 안정	항불안제 병용 시 효과 중복	【Juneja et al., 2019】

■ 상담 포인트

□ 세인트존스워트는 항우울제·항불안제 병용 금기다.

□ 수면제 복용 중인 환자에게 멜라토닌, GARA, 테아닌을 추가할 때는 하루 1제 이상 중복 피하기 원칙을 지킨다.

□ 약물을 중단하고 천연물질로 바꾼다는 시도를 스스로 하지 않도록 반드시 사전 교육이 필요하다.

2.3 당뇨병 약물

대표 병용 보충제: 알파리포산(ALA), 마그네슘, 비타민 D, 코엔자임 Q10

- **핵심 개요**

    당뇨병 환자는 혈당 조절을 돕는 영양소에 관심이 많지만, 일부 보충제는 약물(특히 설포닐유레아, 인슐린)과 병용 시 저혈당 위험을 높일 수 있다. 또한, 메트포르민 장기 복용자는 비타민 B12 결핍이 흔하며, ALA나 코큐텐 보충 시 항산화 균형을 함께 고려해야 한다【Dong et al., 2011】.

- **주요 상호작용**

보충제	주요 영향	임상 결과	근거
알파리포산	인슐린 감수성 ↑	저혈당, 어지럼	【Pittas et al., 2019】
마그네슘	인슐린 분비 조절	경미한 저혈당 가능	【Dong et al., 2011】
비타민 D	혈당 조절·염증 개선	대사조절 개선, 고칼슘혈증 주의	【Pittas et al., 2019】
코엔자임 Q10	미토콘드리아 활성↑	에너지 개선, 혈당 조절 보조	【Madmani et al., 2014】

- **상담 포인트**

    □ 인슐린 또는 경구혈당강하제 복용자는 ALA · Mg 병용 시 용량 조정 가능성을 설명한다.

    □ 메트포르민 장기 복용자는 B12 혈중 농도 체크 및 보충을 권장한다.

    □ 혈당 변화(특히 식은땀, 어지럼 등) 모니터링을 교육한다

2.4 고혈압·심혈관 약물

대표 병용 보충제: 오메가3, 비트추출물, 폴리코사놀, 코엔자임Q10

- **핵심 개요**

    일부 보충제는 혈관 확장, 질산염 대사, 혈압저하 시너지를 유발할 수 있다. 따라서 혈액순환에 좋다는 제품 병용 시 저혈압 위험을 반드시 고려해야 한다【Bhatt et al., 2019】.

- **주요 상호작용**

보충제	주요 영향	임상 결과	근거
오메가3	혈관탄성 개선, 혈압↓	항고혈압제 병용 시 저혈압	【Nicholls et al., 2020】
비트추출물	NO 생성↑, 혈관확장	기립성 저혈압 가능	【Kapil et al., 2015】
폴리코사놀	eNOS 활성화, 혈압↓	혈압 약효 상승	【Uehara et al., 2024】
코엔자임 Q10	항산화, 혈압조절 보조	에너지 개선, 부작용 적음	【Madmani et al., 2014】

- **상담 포인트**

    □ 수축기 혈압이 100mmHg 미만인 환자에게는 복합 혈압강하 성분 병용을 주의한다.

    □ 혈압 측정 기록을 남기고, 저혈압 시 어지럼·피로 증상 시 즉시 중단하게 한다.

- 혈압에 좋다는 보충제 중 상당수가 혈압약과 중복 작용을 가진다는 점을 환자에게 설명한다.

2.5 고지혈증 약물

대표 병용 보충제: 코엔자임 Q10(CoQ10), 오메가3, 폴리코사놀

- **핵심 개요**

  스타틴(Statin)은 HMG-CoA 환원효소를 억제하여 LDL 콜레스테롤을 낮추는 대표적 지질저하제이다. 그러나 동시에 코엔자임 Q10 합성 경로를 차단하기 때문에 근육통, 피로, 에너지 저하가 발생할 수 있다【Madmani et al., 2014】. 또한 일부 Statin은 CYP3A4를 통해 대사되므로, 자몽·세인트존스워트 등 대사 효소 억제·유도제와의 병용 시 혈중 농도 변동이 크다.

  따라서 보충제 병용 목적은 주로 근육 부작용 예방과 지질·혈관 기능 보완이지만, 상호작용 가능성을 충분히 이해하고 설계해야 한다.

- **주요 상호작용**

보충제	주요 영향	임상 결과	근거
코엔자임 Q10	미토콘드리아 에너지 합성 보완, 항산화	스타틴 유발 근육통 완화, 피로 개선	【Madmani et al., 2014】
오메가3	중성지방 감소, 항염	스타틴 병용 시 TG 개선 시너지	【Bhatt et al., 2019】
폴리코사놀	HDL 기능 개선, CETP 억제	LDL 감소 및 HDL 기능성 강화	【Uehara et al., 2024】

- **상담 포인트**
  - Statin 장기 복용 환자는 CoQ10 100~200mg/일 보충을 고려할 수 있다.
  - 오메가3 병용은 TG 및 염증 감소 효과가 있으나, 항응고제 병용 환자에서는 출혈 위험을 점검한다.
  - 자몽·세인트존스워트 등 CYP3A4 관련 식품·허브는 Statin 혈중농도 변화를 유발하므로 병용을 피한다.
  - 근육통이 심해졌다는 환자의 호소는 Statin 부작용일 가능성이 있으므로, CoQ10 권장을 근거로 연결해 설명한다.

2.6 소염진통제 (NSAIDs)

대표 병용 보충제: 글루코사민, 콘드로이틴, 커큐민, 오메가3

- **핵심 개요**

    NSAIDs(비스테로이드성 소염진통제)는 통증과 염증을 조절하지만, 위장장애·간·신장 부담이 크고, 만성 복용자는 위점막 손상 및 미세출혈 위험이 높다. 이로 인해 관절염 환자들은 통증을 줄이기 위해 보충제 대체·병용 전략을 자주 시도한다. 그러나 글루코사민·콘드로이틴은 항응고제 및 항혈소판제와 병용 시 출혈 위험, 커큐민·오메가3는 혈소판 응집 억제 작용 강화로 NSAIDs의 부작용을 증폭시킬 수 있다【Roman-Blas et al., 2012】【Izzo et al., 2020】.

■ 주요 상호작용

보충제	주요 영향	임상 결과	근거
글루코사민	항염, 연골보호	항응고제 병용 시 INR 상승 가능	【Izzo et al., 2020】
콘드로이틴	연골 보호, 항염	출혈 가능성 소폭 증가	【Henrotin et al., 2012】
커큐민	COX-2 억제, 항산화	위점막 자극, NSAID 부작용 증폭 가능	【Hewlings et al., 2017】
오메가3	항염, 혈소판 억제	출혈, 멍, 위출혈 위험 증가	【Gryglewski et al., 2021】

■ 상담 포인트

☐ NSAIDs 장기 복용자는 위장보호 전략(식후 복용, PPI 병용 등)을 반드시 안내한다.

☐ 관절통 개선 목적의 글루코사민 · 콘드로이틴 섭취 시 항응고제 동시 복용 여부를 확인한다.

☐ 커큐민 · 오메가3는 항염 효과가 있으나, NSAID와 작용 중복으로 출혈 위험이 증가할 수 있음을 설명한다.

☐ 위가 쓰리다, 멍이 잘 든다, 대변 색이 어둡다는 증상은 즉시 중단 및 보고 대상이다.

참고문헌

- Dong JY, Xun P, He K, Qin LQ. Magnesium intake and risk of type 2 diabetes: meta-analysis of prospective cohort studies. Diabetes Care. 2011;34(9):2116-2122.
- Evans JL, Goldfine ID. Alpha-lipoic acid: a multifunctional antioxidant that improves insulin sensitivity in patients with type 2 diabetes. Diabetes Technol Ther. 2000;2(3):401-413.
- Ferracioli-Oda E, Qawasmi A, Bloch MH. Meta-analysis: melatonin for the treatment of primary sleep disorders. Sleep Med Rev. 2013;17(4):287-294.
- Gryglewski RJ, Chlopicki S. Interactions between omega-3 fatty acids and platelet function. Front Pharmacol. 2021;12:713.
- Henrotin Y, Lambert C. Chondroitin and glucosamine in osteoarthritis. Osteoarthritis Cartilage. 2012;20(8):957-958.
- Hewlings SJ, Kalman DS. Curcumin: a review of its effects on human health. Foods. 2017;6(10):92.
- Izzo AA, Hoon-Kim S, Radhakrishnan R, Williamson EM. A critical approach to evaluating clinical evidence for interactions between herbal medicines and prescribed drugs: a systematic review. Br J Clin Pharmacol. 2020;86(2):210-228.
- Kapil V, et al. Inorganic nitrate supplementation lowers blood pressure in humans: role for nitrite-derived NO. Hypertension. 2015;65(2):320-327.
- Kimura K, Ozeki M, Juneja LR, Ohira H. L-Theanine reduces psychological and physiological stress responses. Biol Psychol. 2007;74(1):39-45.
- Madmani ME, Solaiman AY, Tamr Agha K, et al. Coenzyme Q10 for patients with chronic heart failure: a meta-analysis of randomized controlled trials. BMC Cardiovasc Disord. 2014;14:213.
- Nicholls SJ, Lincoff AM, Garcia M, et al. Marine omega-3 fatty acids for the prevention of cardiovascular events. JAMA. 2020;324(22):2268-2280.
- Ng QX, Venkatanarayanan N, Ho CYX. Clinical use of Hypericum perforatum (St John's wort) in depression: a meta-analysis. Br J Psychiatry. 2017;210(3):209-217.
- Pittas AG, et al. Vitamin D supplementation and prevention of type 2 diabetes. N Engl J Med. 2019;381:520-530.
- Uehara Y, Komatsu T, Sasaki K, et al. Cuban policosanol improves high-density lipoprotein cholesterol efflux capacity in healthy Japanese subjects: a randomized, double-blind, placebo-controlled trial. Front Nutr. 2024;11:1297008.

3. 고령자 보충제 병용 시 주의 포인트

3.1 대사 효소 저하·약물 축적·간·신장 부담

고령자는 체성분 변화(체수분↓, 체지방↑), 간 혈류·CYP 활성이 저하되고, 사구체여과율(eGFR)이 감소하여 동일 용량에서도 혈중농도와 반응이 과장되기 쉽다 [Mangoni & Jackson, 2004]. 또한 다약제 복용과 Poly-supplement가 겹치면 상호작용 위험이 기하급수적으로 증가할 수 있다 [Qato et al., 2016][Izzo et al., 2020].

- **주요 상호작용**

    고령자에서 특히 주의할 보충제 – 장기 이슈

    - 마그네슘: eGFR 〈45 mL/min/1.73 m²에서 고마그네슘혈증 위험 → 저용량·증상 모니터링 권장 [KDIGO, 2012]

    - 비타민 D/칼슘: 장기 고용량 시 고칼슘혈증·신결석 위험 → 용량·혈중 Ca 모니터링 [Tang et al., 2007]

    - 오메가-3(〉2–3 g/day): 출혈·저혈압 위험, 항응고제 병용 시 주의 [Bhatt et al., 2019]

    - 세인트존스워트: CYP3A4 유도로 다수 약물(항우울제, 항부정맥제 등) 혈중농도 변동 → 회피 권장 [Ng et al., 2017]

    - EGCG(녹차추출물) 고용량: 간독성 보고 → 간효소 모니터링 필수 [Navarro et al., 2017]

    임상 메모: 고령자는 저단백·탈수·저나트륨 상태가 잦아, 같은 병

용이라도 기립성 저혈압·섭식불량·혼동으로 더 크게 표출된다【AGS Beers, 2023】.

3.2 복용 순서·시간 관리 매뉴얼

고령자 병용의 안전은 무엇을 먹느냐 못지않게 언제, 어떻게 먹느냐가 좌우한다.

시간대별 권장·주의 가이드(예시)

시간/상황	권장 보충제	피해야 할 조합/주의	근거 포인트
아침(식사 후)	폴리코사놀, CoQ10, 비타민 D	오메가-3 고용량 + 항응고제 동시 복용	혈압·지질 리듬, 출혈 위험 관리 【Bhatt 2019; Uehara 2024】
점심(식후 2h)	마그네슘(저용량), 테아닌(불안형)	이뇨제 복용 직후 Mg	전해질 변동 최소화 【KDIGO 2012】
저녁(식후)	오메가-3(저용량 ≤1 g), 실리마린	와파린·DOACs와 동시 복용	출혈 신호 모니터링 【Bhatt et al., 2019】
취침 1h 전	멜라토닌(1-3 mg), 테아닌	벤조디아제핀·졸피뎀과 중복	중추억제 중복 회피 【Ferracioli-Oda 2013; AGS Beers 2023】

- **흡수·간격 규칙**
    - 철분/아연 vs 칼슘/마그네슘: 서로 흡수 방해 → 2시간 간격
    - 섬유소·프로바이오틱스 vs 약물: 위장 체류·흡수 저해 → 2시간 이상 간격
    - 자몽/허브차(세인트존스워트, 감초): CYP/P-gp 변동 가능 → 회피 또는 분리【Izzo 2020】

3.3 고령자 보충제 병용 5원칙

- Start low, Go slow: 표준 성인 용량의 ½ – ⅔로 시작, 2 – 4주 간격 증량한다.【AGS Beers, 2023】
- One change at a time: 한 번에 하나만 추가/중단 후 원인 추적을 한다.
- Lab-anchored: 시작 전/4 – 8주 후 eGFR · AST/ALT · 전해질 · Ca 체크한다.
- Red flag first: 출혈 · 기립성 어지럼 · 급격한 피로/혼동은 즉시 중단한다.
- De-supplement: 효과 불분명 · 중복 성분은 정리(Deprescribing) 한다.

3.4 고령자 모니터링 체크리스트

- 복용, 섭취 리스트 업데이트(처방약/OTC/보충제/차 · 음료 포함)【Qato 2016】
- 신장/간 기능: eGFR, AST/ALT, 전해질, Ca
- 출혈 신호: 멍, 잇몸출혈, 흑색변(오메가-3/은행잎/NSAIDs 병용 시)【Bhatt et al., 2019】
- 신경계 신호: 과도한 졸림/혼동(멜라토닌+수면제), 불안 · 두근거림(세인트존스워트+SSRI)【Ng 2017】
- 낙상 위험: 기립성 혈압, 야뇨/이뇨 패턴(저혈압 · 야간 진정 병용

시)【AGS Beers 2023】
- 영양상태: 단백질 섭취, 체중 변화(근감소·약물감수성에 영향)

고령자 사례

상황: 78세, eGFR 42, 와파린, 암로디핀, 로수바스타틴 복용 중. 스스로 오메가-3(2 g), 은행잎, Mg 400 mg, 멜라토닌 5 mg 추가 섭취

리스크: 출혈↑(와파린+오메가-3/은행잎), 저혈압(암로디핀+오메가-3), 고Mg혈증(eGFR 42에서 400 mg)

의사 개입: 오메가-3 1 g로 감량, 은행잎 중단, Mg 200 mg로 감량, 멜라토닌 2-3 mg로 조정. INR 주1회, 기립혈압·야간증상 모니터링.

참고문헌

- American Geriatrics Society Beers Criteria Update Expert Panel. American Geriatrics Society 2023 updated AGS Beers Criteria for potentially inappropriate medication use in older adults. J Am Geriatr Soc. 2023;71(7):2052-2100.
- Bhatt DL, Steg PG, Miller M, et al. Cardiovascular risk reduction with icosapent ethyl for hypertriglyceridemia. N Engl J Med. 2019;380(1):11-22.
- Ferracioli-Oda E, Qawasmi A, Bloch MH. Meta-analysis: melatonin for the treatment of primary sleep disorders. PLoS One. 2013;8(5):e63773.
- Izzo AA, Hoon-Kim S, Radhakrishnan R, Williamson EM. A critical approach to evaluating clinical evidence for interactions between herbal medicines and prescribed drugs. Br J Clin Pharmacol. 2020;86(2):210-228.
- KDIGO (Kidney Disease: Improving Global Outcomes). KDIGO 2012 clinical practice guideline for the evaluation and management of chronic kidney disease. Kidney Int Suppl. 2013;3(1):1-150.
- Madmani ME, Yusuf Solaiman A, Tamr Agha K, et al. Coenzyme Q10 for patients with chronic heart failure: a meta-analysis of randomized controlled trials. BMC Cardiovasc Disord. 2014;14:213.
- Mangoni AA, Jackson SHD. Age-related changes in pharmacokinetics and

pharmacodynamics. Clin Pharmacokinet. 2004;43(12):1071-1081.
- Navarro VJ, Khan I, Björnsson E, Seeff LB, Serrano J, Hoofnagle JH. Liver injury from herbal and dietary supplements. Hepatology. 2017;65(1):363-373.
- Ng QX, Venkatanarayanan N, Ho CYX. Clinical use of Hypericum perforatum (St John's wort) in depression: a meta-analysis. Br J Psychiatry. 2017;210(2):99-106.
- Qato DM, Wilder J, Schumm LP, Gillet V, Alexander GC. Changes in prescription and over-the-counter medication and dietary supplement use among older adults in the US, 2005 vs 2011. JAMA Intern Med. 2016;176(4):473-482.
- Tang BM, Eslick GD, Nowson C, Smith C, Bensoussan A. Use of calcium or calcium plus vitamin D supplementation to prevent fractures and bone loss in people aged ≥50 years: a meta-analysis. Lancet. 2007;370(9588):657-666.
- Uehara Y, Komatsu T, Sasaki K, et al. Cuban policosanol improves high-density lipoprotein cholesterol efflux capacity in healthy Japanese subjects: a randomized, double-blind, placebo-controlled trial. Front Nutr. 2024;11:1297008.

4. 처방약과 병용 금기·주의 성분 인덱스

4.1 상호작용 위험도별 요약표 (● 금기 / ● 주의 / ● 안전)

아래 표는 처방약을 복용하는 환자가 병용 금기 또는 주의해야 할 주요기능 성분을 약물계열별 상호작용 중심으로 정리한 것이다. (실제 상담에서는 환자 복용 약물, 질환, 간·신장 기능을 반드시 병행 확인해야 한다.)

- ● 금기: 출혈·혈압·CYP 대사 영향이 큰 원료
- ● 주의: 중복 작용 또는 대사부담 증가하는 원료
- ● 안전: 약물 대사를 직접 건드리지 않거나 보완 효과가 입증된 원료

구분	대표 원료	주의 대상 약물	위험도	주요 상호작용 / 설명
혈액응고계	은행잎, 마늘추출물, 오메가3	와파린, DOACs, 아스피린	● 금기	항혈소판·항응고 효과 강화 → 출혈 ↑
혈압·심혈관	폴리코사놀, 비트추출물	항고혈압제, 니트로제제	● 주의	혈압 저하 중복 가능, 어지럼증 ↑
신경계	세인트존스워트	SSRI, SNRI, 벤조디아제핀	● 금기	CYP3A4 유도 → 약효 저하 / 혈중농도 변동
수면·진정	멜라토닌, GABA, 테아닌	졸피뎀, 항불안제	● 주의	중추신경 억제 중복, 주간 졸림
당대사	알파리포산, 크롬, 마그네슘	인슐린, SU계열	● 주의	혈당 저하 중복 → 저혈당 위험
지질대사	오메가3, 폴리코사놀, 코큐텐	Statin, Fibrate	● 안전	상호보완 효과, 부작용 완화
항염·통증	커큐민, 글루코사민, 콘드로이틴	NSAIDs, 항응고제	● 주의	위출혈, INR 상승 가능

구분	대표 원료	주의 대상 약물	위험도	주요 상호작용 / 설명
간해독계	밀크시슬, NAC	항생제, 항경련제	🔵 안전	간해독 강화, 약물 대사 보완
여성호르몬	이소플라본, 블랙코호시	호르몬제, 타목시펜	⚫ 주의	에스트로겐 작용 중복 주의
면역계	황기, 홍삼	면역억제제 (스테로이드, 사이클로스포린)	⚫ 금기	면역억제 작용 반감
항산화계	비타민 E 〉 400 IU	항응고제	⚫ 주의	고용량 시 출혈 위험
전해질계	칼륨, 마그네슘	ACEi, ARB, 이뇨제	⚫ 주의	전해질 불균형 가능
장건강계	프로바이오틱스	항생제	🔵 안전	항생제 복용 간격 2시간 이상 권장
간기능개선	울금, 실리마린	간대사약 전체	🔵 안전	간 효소 안정화, 대사 부담 완화
항우울제 병용	오메가3, SAMe	SSRI, TCA	🔵 안전	우울증 보조효과 있으나 고용량 SAMe 주의

4.2 천연 프리패스 착시 (Natural Free-Pass Illusion)

: "천연이라 안전하다"는 환자 인식 오류를 교정하는 상담 전략

- **개념 정의와 임상적 의미**

'천연 프리패스 착시(Natural Free-Pass Illusion)'란, 천연성분이니까 부작용이 없다. 보충제는 약이 아니니까 마음대로 섭취해도 된다는 환자의 인지적 오류(cognitive bias)를 말한다.

이 착시는 건강기능식품이 의약품과 동일한 생리활성 기전을 가질 수 있다는 사실을 간과하게 만들며, 결국 처방약-보충제 간 상호작용이나 과량 섭취, 간·신장 부담, 항응고 부작용으로 이어질 수 있다.

상담 사례 1 - 항응고제 복용 환자

상황
72세 여성, 심방세동으로 와파린(Warfarin) 복용 중. 혈액순환에 좋다는 이유로 오메가3·마늘·은행잎을 함께 섭취 중.

대화 예시
약사: 와파린 드시고 계시죠. 혈액순환에 도움된다는 제품 함께 드시는 건 있으세요?
환자: 있어요. 오메가3랑 마늘, 은행잎이요. 천연이라 괜찮잖아요?
약사: 천연이라도 피를 묽게 하는 효과가 비슷해서, 출혈 위험이 커질 수 있어요.
환자: 그런 얘기는 처음 들어요.
약사: 천연은 안전을 보장하지 않아요. 이런 경우엔 시너지보다 중복된 작용이 문제예요. 앞으로는 건강기능식품을 시작하실 때 주치의나 약사에게 꼭 알려주세요.

⇨ **상담 포인트:**
- 천연 = 안전 착시를 기전 중복의 위험성으로 설명
- 혈소판 응집 억제, 항응고제, 항혈소판제(아스피린, 클로피도그렐 등) 병용 시 반드시 확인

상담 사례 2 – 항우울제·수면제 복용 환자

상황
48세 여성, SSRI계 항우울제 복용 중. 불면과 피로 때문에 세인트존스워트(St. John's Wort), GABA, 멜라토닌 섭취 중.

대화 예시
의사: 혹시 요즘 영양제나 허브 보충제 드시나요?
환자: 세인트존스워트요. 천연성분이라 안전하다고 들었어요.
의사: 이 허브가 항우울제랑 같은 세로토닌 경로를 자극해서, 드물게 '세로토닌 과잉증후군'이 생길 수 있어요. 그래서 피로감이나 불면이 오히려 심해질 수도 있습니다.
환자: 천연인데도 그런 게 생길 수 있군요.
의사: 네, 천연성분도 효과가 있다는 것은 '작용이 있다'는 뜻이에요. 작용이 있으면 처방약과 상호작용도 생길 수 있다는 것입니다.

⇨ **상담 포인트:**
- 천연이라 괜찮다를 작용이 있다면 부작용도 있다고 주지시키며 설명
- CYP450 대사경로 공유(특히 3A4)를 중심으로 병용 주의 설명

상담 사례 3 – 항고혈압제 및 이뇨제 복용 환자

상황

60대 남성, ARB + 이뇨제 복용 중. 지인 권유로 고용량 마그네슘, 칼륨 함유 보충제 섭취 중.

대화 예시

약사: 혈압약 드시는데, 다른 영양제도 같이 드세요?
환자: 네, 칼륨이 피로에 좋다고 해서요. 천연 미네랄이라 괜찮을 줄 알았어요.
약사: 자연유래가 무해를 의미하지는 않아요. 처방약을 드시는 경우에 보충제는 반드시 약사에게 물어보시기 바래요.
환자: 미네랄이라 그런 생각은 못 했네요.

⇨ **상담 포인트:**
- 천연 미네랄·허브도 전해질 불균형, 부정맥, 저혈압 유발 가능성 설명
- 자연유래와 생리활성의 차이를 설명하여 환자 인식 교정

■ **상담 전략 및 교육 메시지**

핵심 인식	교정 포인트	예시 표현
천연이라 안전하다	작용이 있으면 부작용도 있다	"천연도 몸 안에서는 약처럼 작용합니다."
보충제는 처방약과 달라서 상관없다	같은 효소를 통해 대사될 수 있다	"간에서 약을 처리하는 길이 겹치면 문제가 됩니다."
건강식품은 의사에게 말할 필요 없다	복용 전체를 모니터링해야 안전하다	"의약품·건기식 모두 기록하여 관리하세요."

- Natural Free-Pass Illusion 대응 원칙

    - 천연은 안전하다 → 항상 아니다.
    - 상호작용 위험이 높은 성분(은행잎, 마늘, 세인트존스워트, 고용량 비타민 E 등)은 반드시 체크한다.
    - 의사 약사가 '중복 기전, 대사 부담, 출혈 위험' 세 가지를 기준으로 안내한다.
    - 고령자와 다약제 복용자는 '보충제 섭취 리스트'를 만들어 지속 모니터링한다.

참고문헌

- Bent S. Herbal medicine in the United States: Review of efficacy, safety, and regulation. J Gen Intern Med. 2021;36(9):2871–2880.
- Gurley BJ, Fifer EK, Gardner SF. Pharmacokinetic herb-drug interactions (Part 2): Drug interactions involving popular botanical dietary supplements and their clinical relevance. Planta Med. 2022;88(7):555–570.
- Fugh-Berman A, Ernst E. Herb–drug interactions: review and assessment of reporting quality of case reports. BMJ. 2001;322(7275):546–549.
- Izzo AA, Ernst E. Interactions between herbal medicines and prescribed drugs: An updated systematic review. Drugs. 2020;80(12):1229–1294.
- Posadzki P, Watson LK, Ernst E. Herb–drug interactions: An overview of systematic reviews. Br J Clin Pharmacol. 2023;89(4):1110–1122.
- Ulbricht C, Chao W, Costa D, et al. Drug interactions with herbs and dietary supplements: an evidence-based review. Altern Ther Health Med. 2018;24(1):40–51.

PART IV

환자 중심 건강기능식품 상담 전략

PART IV
환자 중심 건강기능식품 상담 전략
: 환자 정보 체크 ⇨ 맞춤형 설계 ⇨ 빼고 더하고 상담 ⇨ 순응도 고려

1. 환자 정보 체크리스트

1.1 의의와 필요성

건강기능식품 상담에서 가장 큰 위험은 부분적 정보로 판단하는 것이다. 환자 스스로는 단순히 비타민 몇 알 더 먹는 것이라고 생각할 수 있지만, 실제로는 약물과 보충제 및 생활습관 요인이 겹쳐 임상적으로 중대한 상호작용을 일으킬 수 있다. 따라서, 질환자의 건강기능식품 상담 시에는 환자 정보에 대한 체계적 점검(Structured Screening)이 필수다.

1.2 상담 체크리스트 (Framework)

Step 1. 기본 환자 정보
- ☐ 연령 · 성별 · 체질량지수(BMI)
- ☐ 기저질환 (당뇨, 고혈압, 이상지질혈증, 골다공증, 정신질환 등)

- ☐ 신장·간 기능 상태 (eGFR, AST/ALT, ALP, INR 등 최근 검사 결과 확인)

근거: 고령자·간·신장 기능 저하 환자에서 대사·배설 경로가 달라져 보충제의 독성 위험이 커짐 (Mangomi & Jackson, 2004).

Step 2. 현재 복용 약물 점검

- ☐ **처방약: 혈당 강하제, 혈압강하제, 지질강하제, 항응고제, 항우울제 등**
- ☐ OTC/한약제제 포함 (예: 감기약, 진통제, 보중익기탕 등)
- ☐ 중요 확인 포인트:
    - ○ CYP 효소 기반 대사 여부 (예: 세인트존스워트 상호작용)
    - ○ QT 연장 위험 약물 복용 여부 (보충제 일부와 중복 가능)
    - ○ 항응고제 복용자 → 오메가3, 은행잎, 비타민E 병용 주의

Step 3. 보충제 사용 현황

- ☐ **현재 섭취 중인 보충제(제품명, 성분, 함량, 복용 기간)**
- ☐ Poly-supplement 여부: 동일 카테고리(예: 항산화제, 수면 보조제) 중복 확인
- ☐ 리스크 시그널:
    - ○ 고용량 비타민D (≥4,000 IU/day) → 고칼슘혈증
    - ○ 멜라토닌, 발레리안, 테아닌, GABA 등 수면 보조제 중복 → 과도한 진정, 낙상 위험

- ○ 항산화제 고용량(비타민 E >400 IU/day) → 출혈, 심혈관 사건 위험 증가 (Miller et al., Ann Intern Med, 2005)

Step 4. 생활습관 요인

- ☐ 카페인 섭취량 (커피, 에너지드링크, 차류)
    - ○ SSRI · 항불안제 복용자에서 불안 · 불면 악화 가능
- ☐ 알코올 섭취 패턴
    - ○ 항우울제, 수면제와 병용 시 중추신경 억제 · 간 독성 위험
    - ○ 알코올 + CNS억제제 병용 시, 졸음 · 운전사고 위험 증가
- ☐ 흡연
    - ○ CYP1A2 유도 → 카페인 · 약물 대사 가속화 → 용량 조정 필요

Step 5. 환자 호소 증상

- ☐ 주 호소 증상: 불면, 피로, 기억력 저하, 소화불량, 두근거림 등
- ☐ 증상 발생 시점: 새로운 보충제 섭취와 연관 있는지 확인
- ☐ 주의 신호(Red Flag):
    - ○ 갑작스러운 출혈 · 멍 → 항응고제 + 오메가3/은행잎 의심
    - ○ 주간 졸림 · 낙상 → 벤조디아제핀 + 멜라토닌/발레리안
    - ○ 불안 악화 · 불면 → 카페인 과잉 + SSRI

Step 6. 최종 상담 평가

- ☐ 금기/주의 조합 성분 식별하기

▫ 환자 교육 메시지 전달하기

▫ 필요 시 전문 진료 의뢰(Referral): 혈액검사, 영양상담 연계

참고문헌

- Ferracioli-Oda E, Qawasmi A, Bloch MH. Meta-analysis: melatonin for the treatment of primary sleep disorders. Sleep Med Rev. 2013;17(4):287-294.
- Izzo AA, Hoon-Kim S, Radhakrishnan R, Williamson EM. A critical approach to evaluating clinical evidence for interactions between herbal medicines and prescribed drugs: a systematic review. Br J Clin Pharmacol. 2020;86(2):210-228.
- Miller ER 3rd, Pastor-Barriuso R, Dalal D, Riemersma RA, Appel LJ, Guallar E. Meta-analysis: high-dosage vitamin E supplementation and all-cause mortality. Ann Intern Med. 2005;142(1):37-46.
- Mangoni AA, Jackson SHD. Age-related changes in pharmacokinetics and pharmacodynamics: basic principles and practical applications. Br J Clin Pharmacol. 2004;57(1):6-14.
- Qato DM, Wilder J, Schumm LP, et al. Changes in prescription and over-the-counter medication and dietary supplement use among older adults in the United States, 2005 vs 2011. JAMA Intern Med. 2016;176(4):473-482.
- Ross AC, Manson JE, Abrams SA, et al. The 2011 report on dietary reference intakes for calcium and vitamin D from the Institute of Medicine: what clinicians need to know. J Clin Endocrinol Metab. 2011;96(1):53-58.

2. 맞춤형 제품 복합 설계와 상담

2.1 개요 – 복합 설계의 필요성

건강기능식품 상담의 수준은 어떤 제품을 아는가보다 '어떻게 조합하는가'로 평가된다. 현대인의 건강문제는 하나의 경로로 설명되지 않으며, 혈당, 염증, 수면, 스트레스, 면역, 호르몬 등 다중 축(multiaxis)이 서로 얽혀 있다. 따라서 복합 설계의 목표는 ① 병태생리의 연결고리를 파악하고, ② 주작용 성분과 보조성분을 균형 있게 배치하며, ③ 약물 · 영양소 · 라이프스타일 개입을 통합하는 것이다.

2.2 복합 설계의 5대 원칙

원칙	설명	실제 적용 예시
① 근거 조사 (Evidence)	논문 · 임상시험 기반의 성분을 우선 채택	폴리코사놀 → LDL↓, HDL 기능↑
② 기전 파악 (Mechanism)	같은 경로를 중복시키지 않고, 상보적 경로로 조합	오메가3(항염) + 커큐민(NF-κB 억제)
③ 균형 판단 (Balance)	흡수 · 대사 · 배설 단계의 균형 고려	철분 + 비타민C (흡수↑), 칼슘 + 마그네슘 (균형유지)
④ 안전 검토 (Safety)	약물 상호작용, 과잉 섭취, 중복성분 점검	세인트존스워트 + SSRI → 금기
⑤ 순응도 확인 (Compliance)	복용편의성, 맛 · 제형 · 시간대 별 배분 설계	아침형(활력) / 저녁형(회복) 복합팩 구성

2.3 복합 설계의 3단계 접근 (상담 프로세스화)

단계	상담자 질문	설계 포인트
Step 1. 문제 정의	무엇이 가장 불편한가요?	주증상 확인 (에너지 저하, 불면, 피로, 혈당 등)
Step 2. 생리축 매핑	나빠진 이유가 무엇이라고 생각하세요?	5대 축(영양, 스트레스, 수면, 해독, 염증) 중 교란된 축 파악
Step 3. 복합 설계	도와줄 수 있는 성분들을 설명하고 추천해 드릴게요.	주축(메인성분) + 보조축 (시너지성분) 구성

2.4 복합설계의 과학적 설명 (예시)

상황	약사의 표현	설명
혈행개선형	"혈액이 잘 돌게 하는 성분이 있고, 혈관벽을 건강하게 하는 성분이 있어요. 두 가지를 같이 써야 진짜 효과가 나요."	기능적 분리 설명
스트레스형	"긴장을 낮추는 성분과, 신경을 회복시키는 성분을 함께 쓰면 훨씬 편안해요."	기전적 연결 강조
피로형	"에너지를 만드는 엔진이 비타민B라면, 점화플러그는 코큐텐이에요. 같이 돌려야 시동이 걸려요."	비유형 상담 언어
노년층	"약은 치료, 보충제는 지원이에요. 두 축이 함께 돌아가면 도움이 큽니다."	약+영양 시너지 강조

2.5 복합 설계 시 주의사항 요약

☐ 중복기전 주의: 동일기전(예: 혈액희석) 중복 피하기

☐ 대사경로 확인: CYP3A4, CYP2D6 관련 성분 병용 시 주의

☐ 섭취 타이밍 분리: 활성형 성분(비타민B, CoQ10)은 오전, 진정형

(GABA, 멜라토닌)은 야간

▫ 고령자 · 다약제 복용자: 성분 수보다 대사 안정성을 우선 고려

참고문헌

- Bhatt DL, Steg PG, Miller M, et al. Residual cardiovascular risk despite statin therapy: mechanisms, management, and clinical implications. J Am Coll Cardiol. 2019;73(23):3025-3041.
- Kuritzky L, Samraj GP. Stress and sleep: a reciprocal relationship. Curr Opin Pulm Med. 2019;25(6):569-574.
- López-Lluch G, Navas P. Coenzyme Q and exercise: an overview. Curr Drug Metab. 2016;17(11):977-987.
- Uehara Y, Komatsu T, Sasaki K, et al. Cuban policosanol improves high-density lipoprotein cholesterol efflux capacity in healthy Japanese subjects: a randomized, double-blind, placebo-controlled trial. Front Nutr. 2024;11:1297008.

3. 상담 대화 공식과 시나리오

3.1 개요 – 설명이 아니라 대화로 상담하라

상담은 정보전달이 아니라 상호작용이다. 대부분의 고객은 어떤 제품이 좋아요? 보다 "저 같은 사람은 뭘 먹어야 하나요?"를 묻는다. 따라서 상담은 질문을 중심으로 한 맞춤형 대화 프로세스로 설계되어야 한다.

3.2 상담 대화의 5단계 공식

단계	상담자의 목표	핵심 질문/언어	예시
1단계 탐색 (Explore)	환자의 문제 정의	"요즘 가장 불편한 부분이 어디인가요?"	수면이 잘 안 된다고 하셨죠?
2단계 공감 (Empathize)	정서적 신뢰 형성	"그럴 때 정말 힘드시죠."	피곤해도 잠이 안 오면 더 지치죠.
3단계 분석 (Analyze)	생리적 연결고리 찾기	"혹시 스트레스나 카페인 섭취가 많으세요?"	"그럼 긴장 상태가 계속 이어질 수도 있겠어요."
4단계 제안 (Recommend)	기능축 중심의 복합 솔루션 제시	"이럴 땐 스트레스축과 수면축을 함께 다뤄야 해요."	"아슈와간다와 테아닌을 같이 써보세요."
5단계 마무리 (Reflect)	복용 지속·후속 피드백	"일주일 뒤에 다시 확인해볼게요."	"변화가 느껴지면 수면일지로 기록해보세요."

3.3 대표 상담 시나리오

① 피로형 – 하루가 너무 버거워요.

환자: 아침에 일어나도 피곤하고, 커피를 마셔도 졸려요.

약사: 요즘 수면은 어떠세요?

고객: 잠은 자는데 개운하지 않아요.

약사: 그건 에너지를 만드는 '미토콘드리아 엔진'이 약해졌기 때문이에요. 이럴 땐 비타민B군 + 코큐텐을 같이 복합으로 드시면 좋아요. 비타민은 연료, 코큐텐은 점화플러그예요. 엔진이 동시에 돌아가면 몸이 다시 기운을 내게 될 겁니다.

요약 포인트

- 원인: 미토콘드리아 에너지 저하
- 복합 조합: B-Complex + CoQ10 + 마그네슘
- 비유 상담 언어: "엔진이 식었을 때 다시 시동 거는 방법이 필요해요."

② **스트레스·불면형 – 생각이 멈추질 않아요.**

환자: 밤에 누워도 머리가 계속 돌아가요.

약사: 잠이 안 오는 것이 스트레스 때문일 수 있어요. 긴장을 낮추는 성분과 수면 리듬을 돕는 성분을 함께 잡아볼게요.

요약 포인트

- 원인: HPA축 과활성, 코르티솔 상승
- **복합 조합**: 이슈와간다(스트레스 호르몬↓)+테아닌(GABA↑)+멜라토닌(수면주기)
- 비유 상담 언어: "몸은 누워있는데 뇌가 깨어 있으면 신경 브레이크를 밟아주는 게 필요해요."
- 주의점: 항우울제 병용 시 세인트존스워트 피하기

③ 혈행형 - 혈관이 답답해요.

환자: 요즘 혈압은 괜찮은데 머리가 무겁고 손발이 차요."

약사: 그건 혈관벽이 약해졌거나 혈액이 끈적해진 신호일 수 있어요. 혈액을 매끄럽게 하고, 혈관을 확장시키는 성분을 같이 써볼게요.

요약 포인트

- 원인: 혈액순환, 혈관탄력성 저하
- 복합 조합: 오메가3 + CoQ10 + 폴리코사놀
- 비유 상담 언어: "혈관은 고무줄 같아요. 탄력이 떨어지면 피가 잘 안 통하죠. 혈관의 탄성 회복이 필요해요."

④ 혈당·체중형 - 먹으면 바로 살로 가요.

환자: 운동을 해도 체중이 안 줄어요.

약사: 이건 단순한 칼로리 문제가 아니라 인슐린 저항성 때문이에요. 혈당을 조절에 도움이 되고 세포 에너지를 도와주는 성분을 같이 써보세요.

요약 포인트

- 원인: 인슐린 저항성
- 복합 조합: B-Complex + CoQ10 + 마그네슘
- 비유 상담 언어: "몸이 당 저장 모드에 갇혀 있어요. 이것을 '연소 모드'로 바꿔 주는 것으로 조합하세요."

⑤ 관절·근육형 – 무릎이 시려요

환자: 날씨가 추워지면 무릎이 시리고 계단오르기가 힘들어요.

약사: 관절은 '쿠션'이 닳은 거고, 근육은 '지지대'가 약해진 거예요. 글루코사민으로 쿠션을 보충하고, 비타민D로 근육을 강화해요.

요약 포인트
- 원인: 연골감소, 염증, 근육약화
- 복합 조합: 글루코사민 + MSM + 비타민D + 커큐민
- 비유 상담 언어: "자동차 서스펜션이 닳으면 소리가 나듯 관절도 윤활유가 필요해요."

3.4 상담 대화 시 주의할 점

- 전문적 용어가 아니라 대상에 적절한 '비유적 언어'를 사용하라.
- 제품명보다 기전 중심 언어 (혈관을 부드럽게 하는 성분)으로 표현하라.
- 1회 상담 후 판매가 아니라 후속 점검 계획을 반드시 제시하라.
- 이 제품이 좋습니다 보다 '당신에게 이런 변화가 생길 거예요'가 효과적이다.
- 상담 언어는 치료 언어(진단 중심)가 아니라 회복 언어(기능 중심)로 한다.

참고문헌

- Cialdini RB. Influence: The Psychology of Persuasion. New York: Harper Business; 2006.
- Engel GL. The need for a new medical model: a challenge for biomedicine. Science. 1977;196(4286):129-136.
- Kuritzky L, Samraj GP. Stress and sleep: a reciprocal relationship. Curr Opin Pulm Med. 2019;25(6):569-574.
- Silverman J, Kurtz S, Draper J. Skills for Communicating with Patients. 4th ed. Oxford: Radcliffe Publishing; 2020.
- Uehara Y, Komatsu T, Sasaki K, et al. Cuban policosanol improves high-density lipoprotein cholesterol efflux capacity in healthy Japanese subjects. Front Nutr. 2024;11:1297008.

4. 섭취 순응도 향상을 위한 말의 기술
: 감정·인지·행동 심리 기반의 커뮤니케이션 전략

4.1 개요 – 순응도의 문제는 '의지'가 아니라 '인지 설계'이다

섭취 순응도(Supplement adherence) 문제는 고객의 게으름이 아니라 인지-정서-환경의 불일치에서 생긴다.

- 인지적 요인: 약의 이해 부족, 효과에 대한 오해
- 정서적 요인: 피로, 불안, 두려움, 저신뢰
- 환경적 요인: 복용 스케줄 복잡, 리마인드 부재

이 세 가지를 통합적으로 다루는 것이 '말의 기술'이다 – 단순히 "꼭 드세요"가 아닌, 뇌가 기억하고 몸이 움직이게 만드는 대화이다 【Osterberg & Blaschke, 2005】.

4.2 감정 – 공감이 동기를 만든다

① **정서 라벨링 (Emotion Labeling)**

"힘드시죠?"보다 "약을 먹어도 효과가 없을까 봐 걱정되시죠"처럼 감정에 이름을 붙여준다.

→ 편도체 활동이 감소하고 전전두엽 통제가 회복된다 【Lieberman et al., Science 2007】.

② 공감 리플렉션 (Reflective Listening)

"그렇다면 그 피로가 오랫동안 누적된 거네요." 처럼 재진술을 해준다.

→ 약사가 내 이야기를 듣는다는 신뢰감이 순응도의 출발점이다.

③ 긍정 피드백 (Positive Feedback Loop)

"일주일 한번도 빠지지않고 드셨다는 것 자체가 대단합니다."

→ 도파민 보상 회로 자극【Deci & Ryan, 2000】.

4.3 인지 – 뇌가 이해할 수 있는 정보로 바꿔라

① 3초 룰 (Simple Message)

한 문장은 15 단어 이내, 한 문단에는 핵심 메시지 1개만 전달한다.

→ "오메가3는 피를 부드럽게 만들어요. 드시는 처방약과도 시너지가 있어요."

② 시각화 (Visual Anchoring)

섭취 일정을 색상 또는 도형으로 표현하면 뇌의 시각피질이 작동하여 기억에 도움이 된다【Paivio Dual Coding Theory】.

③ 스토리텔링 (Story Framing)

"혈관은 고무줄 같아요" → 은유는 추상 개념을 감각 기억으로 전환하여 오래 기억하게 한다.

4.4 행동 - 습관을 만드는 섭취 지도기법

① **Implementation Intention : A 하면 B 를 한다**

"아침 알람이 울리면 혈압약 옆에 있는 오메가3 1캡슐을 드세요."

행동 트리거 + 상황 연결 → 자동화 습관 형성【Gollwitzer, 1999】.

② **Habit Stacking : 기존 습관 위에 새 습관을 쌓기 한다**

양치→ 약 준비→ 물 한 컵→ 기록 연속행동은 기억 부담을 줄인다.

③ **Teach-Back Loop : 가이드 한 내용을 기억하고 있는지 확인한다.**

"제가 말한 대로 오늘부터 어떻게 드실 건지 직접 말로 한 번 설명해보세요." → 이해 90% ↑, 섭취 오류 50% ↓ 【Schillinger et al., 2003】.

④ **리마인드 언어 패턴**

상담자 표현	의미 유도
언제 드시기 편하세요?	자율성 존중으로 내적 동기 상승
지금 드시던 방법 중 가장 어려운 점은요?	장애 요소 탐색
오늘부터 꼭 할 수 있는 작은 한 가지는요?	행동 시작 점 제시

4.5 임상적 시사점

- 순응도는 설득이 아니라 '함께 설계하는 경험'이다.
- 상담자는 정보제공자에서 '행동변화 촉진자'로 역할이 확장된다.
- 언어는 또 다른 치료 행위이며, 말의 디자인이 섭취 성과를 결정한다.

참고문헌

- Deci EL, Ryan RM. The "what" and "why" of goal pursuits: human needs and self-determination of behavior. Psychol Inq. 2000;11(4):227-268.
- Gollwitzer PM. Implementation intentions: strong effects of simple plans. Am Psychol. 1999;54(7):493-503.
- Lieberman MD, Eisenberger NI, Crockett MJ, et al. Putting feelings into words: affect labeling disrupts amygdala activity. Science. 2007;315(5815):684-686.
- Michie S, Richardson M, Johnston M, et al. The behavior change technique taxonomy (v1). Ann Behav Med. 2013;46(1):81-95.
- Osterberg L, Blaschke T. Adherence to medication. N Engl J Med. 2005;353(5):487-497.
- Paivio A. Imagery and Verbal Processes. New York: Holt Rinehart & Winston; 1971.
- Schillinger D, Piette J, Grumbach K, et al. Closing the loop: physician communication with patients who have low health literacy. Arch Intern Med. 2003;163(1):83-90.
- Street RL Jr, Makoul G, Arora NK, Epstein RM. How communication heals. Patient Educ Couns. 2009;74(3):295-301.

감사의 글

"이 약이랑 건강기능식품, 같이 먹어도 될까요?"

처음엔 단순한 호기심이거나 습관적인 질문이라고 생각했습니다. 하지만 수많은 상담의 끝에서 깨달았습니다. 그 질문은 선택의 문제가 아니라, 불안과 신뢰 사이에서 던지는 언어라는 것을. 사람들은 질병의 이름보다 훨씬 더 복잡한 사연을 안고 약국 문을 엽니다. 누군가는 "요즘 피곤해서요"라고 말하지만, 그 말 속에는 "내 삶이 버거워요"라는 마음의 신호가 숨어 있습니다. 이 책은 바로 그 언어에 응답하기 위한 시도였습니다.

저는 오랫동안 약사이자 상담가로, 그리고 제약사, 유통사, 교육기관을 넘나들며 '건강'이라는 주제를 여러 각도에서 바라봐 왔습니다. 그 과정에서 분명히 알게 되었습니다. 의학의 발전보다 더 빠른 것은 정보의 속도라는 사실입니다.

환자는 점점 더 똑똑해졌지만, 동시에 더 혼란스러워졌습니다. 수많은 정보가 넘쳐나는 시대에 전문가의 역할은 단순히 지식을 전달하는 사람이 아니라, 정보를 분별하고 판단해주는 안내자(guide)로 확장되어야 합니다.

이 책에서 'Poly-supplement'와 'Natural Free-Pass Illusion'라는 개념을 제시한 이유도 바로 여기에 있습니다. 우리는 약물의 상호작용에는 예민하면서도 건강기능식품을 포함 보충제와 약물과의 상호작용에는 관대했습니다. 하지만 환자의 몸속에서는 의약품과 건강기능식품이 같은 혈류, 같은 대사 경로 안에서 동시에 작용합니다. 그 둘을 구분하지 않고 함께 이해하는 것 – 그것이야말로 진짜 상담의 시작입니다.

과거의 상담이 지식을 전달하는 일이었다면, 이제는 숫자 너머의 사람을 이해하는 과정이 되어야 합니다.

이 책은 처방과 대화, 근거와 공감이 만나는 지점에서 출발했습니다. 근거는 상담의 뼈대를 세우고, 공감은 그 위에 혈관을 만듭니다. 그리고 그 둘을 잇는 것은 결국 진심입니다.

진심이 담긴 상담은 단 한 번의 만남이라도 관계를 남깁니다. 오늘도 누군가의 약국, 상담실, 혹은 진료실에서 "이 약과 건기식, 같이 먹어도 될까요?"라는 질문이 던져지고 있을 것입니다. 그 질문에 담긴 불안을 신뢰로 바꾸는 당신이 바로, 전문가입니다.

저자 주경미

부록

질환 X 건강기능식품

1. 질환별 병용 주의 Top 3 및 필수 질문 3Q

2. 질환별 상호작용 및 설명 지침

3. <처방약 × 건기식> 병용 상담도구

4. 복합질환 상담 포인트 (사례)

부록 1. 질환별 병용 주의 Top 3 및 상담 체크리스트

당뇨병

⚠ 병용 주의 Top 3

메트포르민 + 알파리포산 → 저혈당, 피로감 심화 가능

설포닐유레아계 약물 + 오메가3 고용량 → 출혈 위험, 혈당 과도 저하

DPP-4 억제제 + 크롬보충제 → 인슐린 감수성 과도 상승 가능

📁 필수 질문 3Q

"최근 식사량이나 운동 습관이 바뀌었나요?"

"공복 시 어지럽거나 손이 떨린 적 있으세요?"

"보충제는 언제, 어떤 이유로 시작하셨나요?"

고혈압

⚠ 병용 주의 Top 3

ARB/ACE 억제제 + 칼륨보충제 → 고칼륨혈증 위험

베타차단제 + 마그네슘 고함량제 → 서맥·어지럼

이뇨제 + 오메가3 고용량 → 혈압 과도저하 · 피로감

📁 필수 질문 3Q

"혈압약 복용 시간을 일정하게 지키고 계신가요?"

"요즘 다리 붓기나 어지럼증은 없으세요?"

"건기식 중에 칼륨, 마그네슘이 들어간 제품을 함께 드시나요?"

이상지질혈증

⚠️ 병용 주의 Top 3

스타틴 + 홍국 → 근육통, 간 효소 상승

스타틴 + 나이아신 고용량 → 근육독성, 간독성 위험

항응고제 + 오메가3 고용량 → 출혈 경향 증가

📁 필수 질문 3Q

"근육통이나 피로감이 최근에 생기지 않았나요?"

"건기식 중에 홍국, 폴리코사놀, 오메가3를 함께 섭취 중이신가요?"

"간 기능 검사를 최근에 받아보셨나요?"

골다공증·/관절 건강

⚠ 병용 주의 Top 3

항응고제 + 글루코사민/콘드로이틴 → 출혈 위험

티아지드 이뇨제 + 칼슘/비타민D 고용량 → 고칼슘혈증

NSAID + 커큐민/강황추출물 → 위장장애 · 출혈

📂 필수 질문 3Q

"관절 통증 때문에 진통제도 함께 복용 중이신가요?"

"비타민D나 칼슘은 하루에 얼마나 드세요?"

"멍이 잘 든다거나 잇몸출혈이 있지는 않으세요?"

정신건강·수면

⚠ 병용 주의 Top 3

① SSRI/SNRI + 세인트존스워트 → 세로토닌 증후군

② 수면제 + 멜라토닌/발레리안 → 과도한 진정, 사고 위험

③ 항우울제 + 오메가3 고용량 → 출혈 위험, 과진정 가능성

📂 필수 질문 3Q

① "수면제나 항우울제는 어떤 시간에 복용하시나요?"

② "보충제 섭취 후 더 졸리거나 머리가 멍한 느낌은 없으세요?"

③ "불면의 원인을 개선하기 위해 생활습관도 함께 조정하고 계신가요?"

부록 2. 질환별 상호작용 및 설명 지침

당뇨병

당뇨 환자에서는 보충제가 혈당·인슐린 감수성에 직접 영향을 주므로, 저혈당·고혈당 모두의 위험을 염두에 둬야 한다. 특히 경구혈당강하제(메트포르민, 설폰요소제 등)나 인슐린을 쓰는 환자는 보충제 시작이나·증량 시에 혈당 모니터링이 필수이다.

- **알파리포산(ALA):** 인슐린 감수성을 높여 혈당을 낮출 수 있어 보조제로 자주 쓰인다. 그러나 드물게 인슐린 자가면역 증후군(IAS)이 보고되어 예기치 않은 저혈당이 반복될 수 있다. 설폰요소제와·인슐린과 병용 시에는 초기 2–4주간 자가혈당측정(SMBG) 빈도를 높이고, 식은땀·어지럼·손떨림을 교육하여 이상 시 즉시 중단하게 해야 한다.

- **베르베린:** 장내미생물·AMPK 경로 등을 통해 혈당을 낮출 수 있다. 메트포르민과 병용 시 효과 증강이 가능한 반면, 저혈당 위험이 커질 수 있어 시작과 증량기에 교육이 필요하다. 간효소 상승, 변비·복부팽만 등 소화기 증상도 점검해야 한다.

- **마그네슘:** 인슐린 감수성 개선에 도움을 줄 수 있어 메트포르민 장기 복용자나 결핍 위험군에 유용하다. 일반적으로 안전하지만 사구체여과율 저하 환자에서는 용량 조절과 설사 부작용 안내가 필요하다.

> **당뇨병 환자에게 이렇게 설명하세요**
>
> "당뇨약은 혈당을 아주 세밀하게 조절하는 약이에요. 여기에 크롬이나 알파리포산, 오메가3 같은 보충제를 함께 쓰면 도움이 될 수 있지만, 때로는 혈당이 너무 떨어질 수도 있답니다. 특히 약이 바뀌었거나 식사량이 달라졌다면, 보충제를 그대로 유지하기보다 의사나 약사와 꼭 상의하면서 조절하는 게 안전해요. 그리고 요즘 많이 알려진 알파리포산(ALA)이나 베르베린은 인슐린 감수성을 개선하고 혈당을 낮추는 데 도움이 될 수 있지만, 저용량으로 시작해 단계적으로 증량하는 것이 원칙입니다. 섭취 초기 2~4주간은 자가혈당측정(SMBG, Self-Monitoring of Blood Glucose)을 자주 하며 혈당 변화를 관찰해야 합니다. 혈당이 잘 떨어진다는 건 좋은 일이지만, 그 속에는 저혈당 위험이 숨어 있을 수 도 있거든요. 그러니까 새로 시작하는 보충제는 꼭 전문가와 상의해 주세요.

고혈압

고혈압 환자에서 보충제는 혈압 자체를 더 낮추거나(장점) 약물 효과를 교란하거나 전해질 이상을 일으킬 수 있다. 특히 RAAS 차단제(ACEi/ARB), 칼륨보존이뇨제 사용 환자는 전해질 관리가 핵심이다.

- **칼륨 보충제 · 대체소금(칼륨염):** ACEi/ARB, 스피로노락톤 등과 병용 시 고칼륨혈증 위험이 증가한다. CKD · 고령 · 다병용 환자에서는 칼륨 보충 · 대체소금을 피하거나 혈청 K^+ · 크레아티닌을 주기적

으로 확인해야 한다.

- **감초(글리시리진):** 가성알도스테론증을 유발해 저칼륨·고혈압을 초래할 수 있다. 고혈압 환자에게는 회피 권장이다.

- **비트주스(식이 질산염):** 수축기 혈압을 추가로 낮출 수 있어 보조요법 후보이다. 다만 항고혈압제와 병용 시 어지럼·기립성 저혈압을 설명하고, 옥살레이트 함량으로 인한 신장결석 위험군에서는 섭취량·빈도를 제한한다.

- **코엔자임 Q10, 마그네슘:** 일부 환자에서 수축기 혈압 감소에 기여할 수 있으나 개인차가 크다. 표준치료 보조로 위치를 정하고, 와파린 병용 환자는 CoQ10이 항응고 효과에 영향을 줄 가능성을 염두에 두고 INR을 확인한다.

고혈압 환자에게 이렇게 설명하세요

"혈압약은 몸의 혈관 긴장도와 수분 균형을 조절하는 약이에요. 여기에 마그네슘, 코엔자임Q10, 오메가3 같은 보충제를 함께 쓰면 혈압 조절에 도움이 될 수도 있지만, 너무 많이 겹치면 오히려 혈압이 과도하게 떨어질 수 있습니다. 또 칼륨이 들어 있는 보충제나 저염소금 제품은 혈압약(특히 ARB나 ACE 억제제)과 함께 복용하면 혈중 칼륨이 높아질 위험이 있으니 꼭 전문가와 확인해야 해요. 비트주스, 코엔자임Q10(CoQ10), 마그네슘은 혈압 개선에 도움이 될 수 있으나 저용량으로 시험 적용하며 혈압기록을 병행하고, 복용 초기에 어지럼·피로·저혈압 증상에 대한 교육을 제공해야합니다. 그리고 감초(licorice)는 나트륨 저류·혈압 상승을 유발할 수 있으므로 상시 회피(avoidance)를 기본 원칙입니다.

> 약과 보충제는 함께 조율할 때 가장 좋은 효과가 나옵니다. 혈압이 잘 조절되더라도, 스스로 판단하지 말고 정기적으로 혈압을 기록하고, 어지럼이나 피로가 생기면 의사, 약사에게 꼭 알려주세요."

이상지질혈증

지질관리에서는 중복기전 · 출혈위험 · 근병증/간독성을 중심으로 점검해야 한다. 스타틴이 치료의 축인 만큼, 보충제는 사건감소 근거와 안전성을 구분해 설명하는 것이 관건이다.

- **홍국(Red Yeast Rice, RYR)**: 활성 성분 모나콜린 K(=로바스타틴)로 스타틴과 기전 중복이다. 병용 시 근병증 · 간효소 상승 위험이 늘 수 있고 제품 간 모나콜린 함량 변동이 커 예측이 어렵다. 스타틴 복용자는 병용을 지양하고, 굳이 고려한다면 간효소 · 근육 증상을 면밀히 본다.

- **오메가-3 지방산**: 고순도 EPA 4 g/일(REDUCE-IT) 에 국한되는 반면, EPA+DHA 혼합 제형(STRENGTH) 은 효과가 확인되지 않았다. 항혈소판제 · 항응고제와 병용 시 일반용량에서는 출혈 증가가 크지 않다는 보고가 많지만, 고용량 EPA 에서는 멍 · 잇몸출혈 등 임상적 출혈 신호를 교육하고 침습적 시술 전 중단 여부를 검토한다.

- **코엔자임 Q10**: 스타틴 유발 근증의 증상 완화 목적 보조로 쓰인다.

전반적으로 안전하나 와파린과의 잠재적 상호작용 가능성이 보고되어 INR 모니터링을 권한다.

- **니아신, 폴리코사놀:** 니아신은 홍조·간효소 상승, 혈당 악화 가능성을, 폴리코사놀은 제제·원산지·함량에 따라 항혈소판 작용 가능성을 설명하고 항응고제 병용 환자에서는 주의한다.

이상지질혈증 환자에게 이렇게 설명하세요

"콜레스테롤은 단순히 많이 낮추는 것보다, 좋은 콜레스테롤(HDL)을 건강하게 유지하는 게 더 중요해요. 오메가3, 폴리코사놀, 코엔자임 Q10 같은 보충제는 도움이 될 수 있지만, 간 수치가 올라가거나, 근육통·피로감이 생기면 바로 알려주세요. 특히 스타틴을 복용 중이라면 홍국은 피해야 해요. 또 혈액이 묽어지는 약(아스피린, 와파린 등)을 함께 복용 중이라면, 멍이 자주 들거나 잇몸에서 피가 날 때는 즉시 약사나 의사에게 알려주세요.

보충제는 많다고 좋은 게 아니라, 약과 균형을 맞출 때 가장 큰 효과를 냅니다. 당신의 혈관을 지키는 열쇠는 '복용의 꾸준함'과 '안전한 조합'이에요."

골다공증·관절 건강

골다공증과 퇴행성 관절염 환자는 진통소염제(NSAIDs), 항응고제, 골대사 조절제(비스포스포네이트 등)를 장기 복용하는 경우가 많아, 건기식 병용 시 출혈·위장장애·간신장 부담을 함께 고려해야 한다.

보충제 선택의 핵심은 "통증 완화 + 염증 감소 + 골·연골 대사 보조"의 균형을 잡는 것이다.

- **글루코사민/콘드로이틴**: 관절 통증 완화 효과는 연구마다 다르지만, 와파린 등 항응고제 복용자에서는 INR 상승 및 출혈 사건이 반복적으로 보고되었다. 장기 복용자는 혈액응고 검사 주기를 늘리고, "멍이 잘 든다"는 환자 표현을 반드시 확인한다.

- **커큐민(강황추출물)**: 항염·진통 효과가 있어 NSAID를 줄이려는 환자에게 자주 권유된다. 그러나 항혈소판제·항응고제와 병용 시 출혈 위험이 있다. 수술·치과 처치 1주 전에는 일시 중단하도록 지도한다.

- **비타민 D + 칼슘**: 골다공증 예방·치료의 근간이지만, 티아지드계 이뇨제·디기탈리스제와 병용 시 고칼슘혈증 위험이 있으므로 혈중 Ca 수치를 주기적으로 확인해야 한다.

- **MSM(메틸설포닐메탄)**: 통증 완화 보조로 안전성이 높은 편이나, 간 기능 저하·피로 호소가 있는 환자는 주의.

- **콜라겐 펩타이드**: 안전성이 높고 부작용은 거의 없지만, "관절 재생"이라는 과장 광고는 바로잡아야 한다.

골다공증 · 관절 건강 환자에게 이렇게 설명하세요

"관절이 아플 땐 자연성분이든 약이든 모두 혈액 속에서 작용합니다. 항응고제 또는 항혈소판제(아스피린, 클로피도그렐 등)를 복용 중인 환자에게는 글루코사민, 콘드로이틴, 커큐민 병용을 피하거나, 부득이한 경우 INR(International Normalized Ratio)과 출혈 증상(멍, 잇몸·코피, 혈뇨 등) 모니터링을 해야합니다. 또한 NSAID(비스테로이드성 소염진통제)를 장기 복용하는 관절염 환자에서는 간·위장 부담이 크므로 고용량 보충제의 다병용을 제한해야 합니다. 이들에게는 위점막 보호와 항산화 지원을 위해 저용량 복합형 보충제나 식이조절 중심 접근을 우선 권장합니다.

글루코사민이나 커큐민도 항응고제나 혈압약과 함께 먹으면 출혈 위험이 생길 수 있으니 '자연이라 괜찮다'는 생각보다는, 내 약과 함께 안전한가를 먼저 확인하는 게 중요합니다. 비타민 D와 칼슘은 뼈 건강에 꼭 필요하지만, 너무 많으면 혈중 칼슘이 높아져 신장에 부담이 될 수 있으니 정기적으로 피검사와 신장 기능을 확인해 주세요.

관절 건강은 약이나 보충제 하나로 해결되지 않습니다. 식사, 운동, 영양의 균형이 함께 유지될 때 통증이 줄고, 뼈와 근육이 진짜로 강해집니다."

정신건강·수면

정신건강 환자 상담에서는 세로토닌, GABA, 멜라토닌 경로와 관련된 보충제가 많아 중추신경계 약물(항우울제·항불안제·수면제) 과의 병용 안전성이 핵심이다. 불면·불안·우울 환자들은 '자연 성분이면 괜찮겠지'라는 착시로 병용을 시도하지만, 뇌 신경전달물질의 상호작용은 약물보다 더 민감하다.

- **세인트존스워트(St. John's Wort):** 경도~중등도 우울에 효과가 있으나, SSRI·SNRI·TCA 등과 병용 시 세로토닌 증후군이 발생할 수 있다. CYP3A4·P-gp 유도로 항응고제·경구피임약·항암제·항레트로바이러스제의 효과를 떨어뜨린다. 정신과 약물 복용자는 병용 금지다.

- **멜라토닌:** 수면잠복기 단축, 수면 질 개선 효과가 있지만 와파린과 병용 시 출혈 사례, BZD·수면제와 병용 시 과도한 진정·운전 사고 위험이 보고되었다. 천연 수면제라 해도 저용량(1-3 mg)으로 시작하고, 항응고제 환자에게는 출혈 징후를 교육한다.

- **GABA, 테아닌:** 항불안 효과로 인기가 높지만, BZD·항불안제와 함께 쓰면 진정·운동기능 저하가 겹칠 수 있다. 고령자는 쓰러짐 위험에 주의한다.

- **발레리안(서양 쥐오줌풀):** 벤조디아제핀·수면제와 병용 시 진정효과 상승으로 혼동·운동저하 가능성이 있다. 낮 시간 졸림·운전 금지 안내가 필수이다.

☐ **오메가-3(EPA 고함량):** 항우울제 병용 보조로 일부 근거가 있으나, 고용량에서는 항응고제 병용 시 출혈 주의가 필요하다.

> **정신건강 · 수면 환자에게 이렇게 설명하세요**
>
> "불면이나 불안이 있을 때 멜라토닌, 테아닌, GABA 같은 보충제를 찾는 분이 많지만, 이미 수면제나 항우울제를 복용 중이라면 효과가 겹쳐서 졸림이나 혼동이 생길 수 있습니다. 항우울제 · 항불안제 · 수면제를 복용 중인 환자에게는 세인트존스워트 절대 금지이고 멜라토닌, 발레리안, GABA, 테아닌은 저용량 · 단기 사용이 원칙이며 고령자나 수면제 병용 환자에게는 낮 졸림 · 혼동 · 기립성 저혈압을 주의시킵니다. 그리고 항응고제 복용자는 멜라토닌, 오메가3 병용 시 멍, 잇몸출혈, 흑변 등을 확인해야 합니다. 습관성을 걱정하면서 약을 줄이기 위해 보충제를 쓰고자 할 때는 반드시 의사와 상의후에 시도해야 합니다"

부록 3. <처방약 × 건기식> 병용 상담도구

상담 전 점검표 — 확인 절차

: 5단계 기본문진

1. 현재 복용 중인 약물

약 이름, 복용 시간, 처방 변경 여부

2. 건강기능식품·보충제 섭취 여부

제품명, 브랜드, 섭취 이유(증상/예방/추천 등)

3. 최근 건강 상태 변화

피로감, 체중, 수면, 소화, 통증, 감정상태 등

4. 식습관 및 생활 패턴

식사시간 · 빈도, 카페인/알코올, 운동량

5. 의사·약사 외 상담자 존재 여부

영양사, 트레이너, 온라인 커뮤니티 등

환자 교육 점검표 — 안전한 병용 5원칙

: 현장 포스터 · 카드로 활용 가능.

원칙	설명
① 하나씩 시작하세요	여러 건기식을 한꺼번에 시작하면 부작용 원인을 알 수 없음
② 변화를 관찰하세요	섭취 후 2~4주 간 피로감, 어지럼, 소화불량 등을 기록

원칙	설명
③ 중복 성분 확인하세요	종합비타민, 오메가3, 혈행보조제 중 중복 가능성 점검
④ 시술·수술 전 중단하세요	커큐민, 오메가3, 폴리코사놀, 마늘 등은 출혈위험 주의
⑤ 상담 후 조정하새요	'효과 없다'보다 '내게 맞는 용량·시간'을 찾아가는 과정

섭취순응도 점검표

– Health Intake Adherence (HIA) 자가평가

: 5문항 체크리스트 (5점 척도: 1 전혀 아니다 ~ 5 매우 그렇다)

문항	점수
① 매일 정해진 시간에 약과 건기식을 함께 복용한다.	☐1 ☐2 ☐3 ☐4 ☐5
② 피로·소화·수면 등 몸의 변화를 꾸준히 기록한다.	☐1 ☐2 ☐3 ☐4 ☐5
③ 새로운 제품을 시작할 때 전문가에게 상담한다.	☐1 ☐2 ☐3 ☐4 ☐5
④ 증상 변화가 없더라도 섭취를 꾸준히 유지한다.	☐1 ☐2 ☐3 ☐4 ☐5
⑤ 중단·변경 시 반드시 약사에게 알린다.	☐1 ☐2 ☐3 ☐4 ☐5

평가 가이드

✓ 21–25점: 고순응도 (Health Adherence 유지)

✓ 15–20점: 중간순응도 (개인별 맞춤 지도 필요)

✓ 14점 이하: 저순응도 (섭취 리듬 재설계 권장)

상담 기록표 — 약사-의사 간 정보 공유

- 상담일자:
- 환자명:
- 주증상/관심 건강영역:
- 현재 복용약:
- 현재 섭취 건기식:
- 상담 내용 요약:
- 추적 관찰 일정:

부록 4. 복합질환 상담 포인트 (사례)

CASE 1. 당뇨 + 이상지질혈증

사례 개요

62세 여성, 메트포르민과 스타틴 복용 중. "피로감이 심하고 무기력해요."

혈당은 안정적이지만 HDL 낮은 수치, 간 효소(AST/ALT)가 약간 상승, 피로 · 근육통 호소.

상담 핵심

✓ 메트포르민으로 인한 비타민 B12 결핍 보완 필요.

✓ 스타틴으로 인한 CoQ10 소모로 근육통 · 피로 발생 가능.

✓ 혈당과 HDL을 함께 고려한 복합설계가 필요.

주의 포인트

✓ 고용량 나이아신(>2 g/day)은 혈당 상승 · 간독성 위험.

✓ 홍국(모나콜린 K)는 스타틴 중복작용으로 근육손상 위험.

권장 전략

→ CoQ10 + 비타민 B12 (활성형 메틸코발라민)

: 에너지 대사, 근육 회복을 함께 관리.

CASE 2. 고혈압 + 불면 + 스트레스

사례 개요

58세 남성, 베타차단제 · ARB 복용 중. 수면이 얕고 새벽 각성 지속.

"혈압은 괜찮은데, 잠이 안 와서 GABA + 테아닌을 먹고 있어요."

상담 핵심
✓ 베타차단제는 멜라토닌 생성을 저하시켜 수면 질 악화 가능.
✓ 스트레스와 코르티솔 불균형이 혈압 변동을 유발

주의 포인트
✓ GABA + 테아닌은 비교적 안전하나, 벤조디아제핀계 수면제 병용 시 진정 과다 가능.
✓ 멜라토닌은 저용량(1 ~ 3 mg)부터 시작, 혈압 약 복용 2시간 후 섭취 권장.

권장 전략
→ 테아닌 + 멜라토닌 + 마그네슘
: HPA축 안정화, 수면-스트레스-혈압의 3축 균형 회복.

CASE 3. 이상지질혈증 + 인지저하(경도인지장애)

사례 개요
70세 남성, 아토르바스타틴 복용 중. "요즘 기억이 가물가물해져요." LDL은 정상화, HDL 낮고 피로·집중력 저하 호소.

상담 핵심
✓ HDL 기능저하와 산화스트레스가 인지저하와 연관.
✓ CoQ10, 폴리코사놀, 오메가-3(EPA) 병용 시 뇌혈류·HDL 기능 개선 가능.

주의 포인트
✓ 은행잎(Ginkgo biloba)은 항혈소판제 복용 시 출혈 위험.

✓ 고용량 오메가-3(>3 g/day) 역시 항응고제 병용 시 주의.

권장 전략
→ CoQ10 + 오메가-3(EPA 중심) + 폴리코사놀
: HDL 기능, 뇌혈류 개선, 산화스트레스 완화.

CASE 4. 골관절염 + 위장약(NSAIDs + PPI 장기복용)

사례 개요
67세 여성, 무릎 통증으로 NSAIDs · PPI 병용 3년. "저림증상이 점점 심해지고 종아리 쥐가 잘 나요."

상담 핵심
✓ NSAIDs 장기복용은 비타민 B6, B12, Mg 결핍 유발.
✓ PPI는 칼슘 흡수 저해 → 골다공증 위험 증가.

주의 포인트
✓ 글루코사민 + 콘드로이틴은 항응고제 병용 시 출혈 위험.
✓ 칼슘은 PPI 복용 2시간 이후 섭취 권장.

권장 전략
→ 비타민 D + 칼슘(시트르산칼슘) + Mg + 커큐민
: 뼈 대사 강화, 항염 작용, NSAIDs 부담 완화.

CASE 5. 당뇨 + 불안·우울

사례 개요
55세 여성, 혈당약 복용 중. "식사 후 피로하고 기분이 가라앉아요."
SSRI 병용 중이며, 약 부작용으로 식욕저하 · 수면 불량 호소.

상담 핵심
✓ 혈당 불안정이 세로토닌 합성에 영향을 미쳐 감정 기복 유발.
✓ SSRI + 세인트존스워트 병용은 금기(세로토닌 증후군 위험).

주의 포인트
✓ 고용량 오메가-3(EPA ≥ 2 g/day)는 항우울제 병용 시 혈중 지질변동 주의.
✓ 마그네슘은 혈당 안정 · 불안 완화에 도움되나, 신장질환자 주의.

권장 전략
→ 오메가-3(EPA 중심) + 마그네슘 + 비타민 D
: 혈당, 기분, · 수면 안정의 3축 관리.

복합질환 사례 상담 요약

구분	다빈도 병용 조합	핵심 주의 포인트	상담 제안 키워드(예시)
1	당뇨 + 지질	나이아신, 홍국 금기 혹은 주의	혈당과 HDL의 균형
2	고혈압 + 수면	멜라토닌, GABA 병용 주의	수면이 곧 혈압
3	지질 + 인지	항혈소판제 병용 주의	HDL은 뇌의 방패막
4	관절 + 위장	PPI → 칼슘 흡수 저하	위 보호가 뼈 보호다
5	당뇨 + 우울	SSRI + 세인트존스워트 금기	혈당이 기분을 만든다

참고문헌

- Avenell A, Mak JC, O'Connell D. Vitamin D and vitamin D analogues for preventing fractures in post-menopausal women and older men. Cochrane Database Syst Rev. 2014;(4):CD000227.
- Bhatt DL, Steg PG, Miller M, et al. Cardiovascular risk reduction with icosapent ethyl for hypertriglyceridemia. N Engl J Med. 2019;380(1):11-22.
- Cho KH, Uehara Y, Komatsu T, et al. Consumption of policosanol enhances HDL functionality via CETP inhibition and reduces blood pressure and visceral fat in young and middle-aged subjects. Int J Mol Med. 2017;39(4):889-899.
- Ferracioli-Oda E, Qawasmi A, Bloch MH. Meta-analysis: melatonin for the treatment of primary sleep disorders. PLoS One. 2013;8(5):e63773.
- Gurley BJ, Fifer EK, Gardner SF. Pharmacokinetic herb-drug interactions (Part 2): drug interactions involving popular botanical dietary supplements and their clinical relevance. Planta Med. 2012;78(13):1490-1514.
- Izzo AA, Ernst E. Interactions between herbal medicines and prescribed drugs: a systematic review. Drugs. 2009;69(13):1777-1798.
- Kass L, Weekes J, Carpenter L. Effect of magnesium supplementation on blood pressure: a meta-analysis. Eur J Clin Nutr. 2012;66(4):411-418.
- Li Z, Guo X, Cao Z, et al. Efficacy and safety of berberine alone or combined with other agents for the treatment of type 2 diabetes mellitus: a systematic review and meta-analysis. Front Endocrinol (Lausanne). 2022;13:898307.
- Madmani ME, Yusuf Solaiman A, Tamr Agha K, et al. Coenzyme Q10 for patients with chronic heart failure: a meta-analysis of randomized controlled trials. BMC Cardiovasc Disord. 2014;14:213.
- Ministry of Food and Drug Safety (MFDS). Health Functional Food Code. Sejong: MFDS; 2023.
- Mocking RJT, Harmsen I, Assies J, et al. Meta-analysis and meta-regression of omega-3 polyunsaturated fatty acid supplementation for major depressive disorder. Mol Psychiatry. 2019;24(8):1262-1272.
- National Health Insurance Service (NHIS). 2023 Annual Statistical Yearbook. Seoul: NHIS; 2023.
- Nicholls SJ, Lincoff AM, Garcia M, et al. Effect of high-dose omega-3 fatty acids vs corn oil on major adverse cardiovascular events in patients at high cardiovascular risk: The STRENGTH Randomized Clinical Trial. JAMA. 2020;324(22):2268-2280.
- Ng QX, Venkatanarayanan N, Ho CYX. Clinical use of Hypericum perforatum (St John's wort) in depression: a meta-analysis. Br J Psychiatry. 2017;210(2):99-104.

- Onakpoya IJ, Spencer EA, Thompson MJ, et al. The effectiveness of turmeric (curcumin) supplementation in arthritis: a systematic review and meta-analysis of randomized clinical trials. Phytomedicine. 2021;85:153519.
- Pittas AG, Dawson-Hughes B, Sheehan P, et al. Vitamin D supplementation and prevention of type 2 diabetes. N Engl J Med. 2019;381(6):520-530.
- Rosenfeldt F, Haas S, Krum H, et al. Coenzyme Q10 in the treatment of hypertension: a meta-analysis. Nutrients. 2022;14(3):479.
- Siervo M, Lara J, Ogbonmwan I, Mathers JC. Inorganic nitrate and beetroot juice supplementation reduces blood pressure in adults: a systematic review and meta-analysis. J Nutr. 2013;143(6):818-826.
- Uehara Y, Komatsu T, Sasaki K, et al. Cuban policosanol improves high-density lipoprotein cholesterol efflux capacity in healthy Japanese subjects: a randomized, double-blind, placebo-controlled trial. Front Nutr. 2024;11:1297008.
- Veronese N, Watutantrige-Fernando S, Luchini C, et al. Effect of magnesium supplementation on glucose metabolism in people with or at risk of diabetes: a systematic review and meta-analysis. Metabolism. 2016;65(3):416-427.
- Wandel S, Jüni P, Tendal B, et al. Effects of glucosamine, chondroitin, or placebo in osteoarthritis of hip or knee: network meta-analysis. BMJ. 2010;341:c4675.
- World Health Organization (WHO). Adherence to Long-Term Therapies: Evidence for Action. Geneva: WHO; 2003.

처방약 × 건강기능식품 상담 핸드북
만성질환자의 건강기능식품 섭취 안전 가이드

초판 1쇄 인쇄 2025년 11월 21일
초판 1쇄 발행 2025년 11월 28일

저　　자 ｜ 주경미
발 행 인 ｜ 정동명
디 자 인 ｜ 서재선
인 쇄 소 ｜ (주)재능인쇄

펴 낸 곳 ｜ (주)동명북미디어 도서출판 정다와
주　　소 ｜ 경기도 과천시 뒷골1로 6 용마라이프 B동 2층
전　　화 ｜ 02)3481-6801
팩　　스 ｜ 02)6499-2082
홈페이지 ｜ www.dmbook.co.kr / www.kmpnews.co.kr

출판신고번호 ｜ 2008-000161
ISBN ｜ 978-89-6991-057-8 (13510)
정가 15,000원

※ 이 책은 저작권법에 따라 보호받는 저작물이므로 무단전재와 무단복재를 금합니다.
　 이 책 내용의 일부 또는 전부를 사용하려면 반드시 〈도서출판 정다와〉의 서면 동의를 받아야 합니다.
※ 잘못된 책은 구입하신 서점에서 바꿔 드립니다.